パンデミックの倫理学

緊急時対応の
倫理原則と
新型
コロナウイルス
感染症

広瀬巌

keiso shobo

はしがき

二〇〇六年三月に、世界保健機構（ＷＨＯ）の事務局から突然メールが送られてきた。同年五月に新型インフルエンザのパンデミック対応策についての倫理指針を作成するが、そのワーキンググループの一つに参加しないかという内容だった。それまで極めて抽象的な規範倫理学の研究しかしてこなかったので、感染症対策に関する議論に貢献できる自信はなかったし、間違いメールだとさえ一瞬考えた。

でもなぜ私に？　医療倫理の論文を書いたこともなければ、公衆衛生の学位を持っているわけでもない。誰から私の名前を知って、どうして私に依頼がきたのだろう？　事務局に率直に質問してみた。

事務局によると、米ハーバード大学のダン・ブロック教授（Dan Brock）とダン・ウィクラー教授（Dan Wikler）からの推薦があったとのこと。両教授とは知人を通じて面識はあったので、ブロック教授に直接相談してみることにした。ワーキンググループに興味はあるのだが、医療倫理を専門にしてもいなければ、インフルエンザや感染症の知識もまったくない。世界から専門家が集まるＷＨＯのワーキンググループに参加して役に立つのか、恥をかかないだろうか。

ブロック教授の返答はちょっと意外だった。このワーキンググループに関しては、専門家はもう十分確保してあるので、医療倫理とは違った理論的な観点を持ち込んでくれる人物を探していた。私の論文を読んで、今回のワーキンググループに直接応用できるので推薦した、とのことだった。今このことを振り返り、気後れしていた私にワーキンググループへの参加を積極的に促してくれたブロック教授に感謝している。というのもその後ハーバード大学に移籍する機会があり、医療政策と制度の倫理学という新しい研究分野についてブロック教授から多くを学ぶことができたからだ。この経験がなければ、医療資源分配の倫理学が私の研究分野の一つになることもなかっただろうし、ハーバード大学在籍時の同僚グレッグ・ボグナー（Greg Bognar）と医療資源分配に関する本を執筆することもなかっただろう(1)。しかし本書の執筆最終段階の二〇二〇年九月二八日にブロック教授が亡くなられたとの一報を受けた。感謝と哀悼の念を込めて、この本を故ブロック教授に捧げたい。

実際のWHOの会合では、四つのワーキンググループがそれぞれ個別分野のワーキングペーパーを共同執筆し、その後それぞれのワーキングペーパーに対して他のワーキンググループのメンバーが検討・検証するという流れだった。四つの個別分野は次のとおりであった。

1. 治療及び予防への公平なアクセス
2. 隔離、検疫、国境管理、ソーシャル・ディスタンシング
3. パンデミック・インフルエンザ発生時に医療従事者が果たす役割と義務
4. パンデミック・インフルエンザ計画作成と対応策、政府の国際的課題

私はハーバード大学の両教授とともに第一グループに参加し、当時ユトレヒト大学のマルセル・ヴァウェイ教授（Marcel Verweij）がこのグループの座長を務めた。四つのワーキンググループが作成した文章は二〇〇八年にワーキングペーパー（WHO/HSE/EPR/GIP/2008.2）としてWHOのウェブページに公表された。(2)

このワーキンググループを経験した後、いくつかの感染症のパンデミックを見てきた。しかし二〇二〇年に始まった新型コロナウイルス感染症（COVID-19）のパンデミックは、

前例のないスケールとインパクトで私たちに襲いかかってきた。ロックダウン真只中のモントリオールで二〇〇六年に私自身が執筆に関わったワーキングペーパーを読んで正直に驚いたのは、二〇二〇年に盛んに議論されているトピックの多くが、もうすでにこのワーキンググループで話し合われていたということである。そこで、ワーキングペーパーで提示した倫理的議論を紹介し、二〇〇六年時点では想定していなかった論点を追加して分析することが有益ではないかと考えた。これが本書を執筆した動機である。

よって本書には二つの目的がある。第一の目的は、二〇〇六年のワーキンググループでの議論と二〇〇八年のワーキングペーパーの概要を私自身の理解を通して紹介することである。第二の目的は、二〇〇八年のワーキングペーパーでは触れることのできなかった、もしくは想定していなかった倫理的課題を二〇二〇年の新型コロナウイルス感染症の文脈で分析することである。

本書は次のような構成をとっている。第一章から第三章では、「治療及び予防への公平なアクセス」についての議論を私自身の観点から紹介する。具体的には、第一章と第二章において倫理学の考え方とパンデミック対応策における基本的な倫理原則を示し、第三章でそれが実際の文脈で適用される際の留意点を示す。第四章では、「隔離、検疫、国境管理、ソーシャル・ディスタンシング」についてのワーキンググループの議論を私自身の理解に基づいて紹介し、パンデミック全般の文脈において考察する。最後の第五章では、二〇二〇年の新型コロナウイルス感染症のパンデミックにおいて特に注目すべきトピックを、現代哲学の観点から分析する。

本論に入る前に二つの重要な点を指摘しておきたい。第一に、第一章から第四章は私自身の分析と解釈であり、WHO、ワーキンググループ、ワーキンググループのメンバーの意見を代表・代弁しているわけではないということである。また、WHOのガイドラインや推奨が、すべての加盟国にとって最善な、そのまま受け入れられるべきものだと考えているわけでもない。WHOの加盟国は、医療制度、公衆衛生インフラ、法制度、人口構成、経済状態、行動習慣、宗教、死生観など多くの点でそれぞれにまったく違った状況にある。このような多様かつ複雑な状況に関係なく、普遍的に有効なガイドライン、推奨を作ることなどほぼ不可能である。よってワーキングペーパーの内容は、どの加盟国でもおおむね受け入れることができるごく大雑把な倫理指針であり、そのうちのいくつかはある国では受け入れられないかもしれないし、他の国ではもっと踏み込んだ指針が必要とされるかもしれないという性質のものである。しかし大まかな基本方針があることによって、その枠組の中で対応策を調整し具体化することができるのである。

そして第二に、本書は倫理学の観点から書かれているということである。自明のことと思われるかもしれないが、その自明なことが意味することを明確に指摘しておきたい。政策決定は、いろいろな専門分野の知見を踏まえた上での総合的な判断である。疫学、医療政策、数理モデルによる予測、医療社会学など数多くの専門分野が重要になってくるが、倫理学はその一つにすぎない。倫理的に問題がある政策手段であっても、例えば経済的理由によって許容されることもあれば、倫理的問題があるがゆえに経済的に有効な政策手段が否定されることもある。本書は複雑な感染症対策の政策決定の立案過程における一面を、倫理学・現代哲学を専門とする立場から分析したものである。また、本書は倫理学研究の成果なので、倫理学の研究領域を大きく超えて「コロナ後の人類」のような大風呂敷を広げた文明評論や社会批評をすることもない。

現代哲学では、一文一文、そして一語一語が何を含意し何を含意していないかをはっきりさせることが、書き手の側の責任だとされる。つまり、読者の解釈に頼らない書き方が求められる。よって正確に書くこと、行間に何も隠さないことに努めた。第一章と第二章では倫理学の理論的基礎の紹介と思考実験による分析を行っているが、その議論が細かすぎて抽象的だと感じられる方もいるかもしれない。その場合は、第三章から読み始めてもらっても構わない。

パンデミックの倫理学

緊急時対応の倫理原則と新型コロナウイルス感染症

目次

第一章　パンデミック対策は何を目的とすべきか?

1　競合する倫理理論と常識的判断

倫理学は大まかにいってメタ倫理学、規範倫理学、応用倫理学、これら三つの領域から成り立っている。メタ倫理学は最も抽象的な領域で、善、悪、正しさ、義務、徳などの最も基本的な規範概念が言語、感情、世界、信念、欲望などとどう関係しているか、関係していないかを探究する領域である。メタ倫理学を議論するには形而上学、言語哲学、認識論などのいわゆる「分析哲学の中核領域」(これらの領域が現在でも「分析哲学の中核領域」であるかは議論の余地があるが)の知識が必要である。規範倫理学は善、悪、正しさ、義務、徳などの基本的な規範概念が互いにどのように関係しているか、関係していないかを探究する領域である。応用倫理学は規範倫理学を踏まえて、医療、環境、ビジネス、家族など個別の文脈で、善、悪、正しさ、義務、徳などが具体的に何であるのかを探究する領域である。

本書は新型インフルエンザや新型コロナウイルス感染症への対応策という個別の文脈の倫理を主題としているので、一義的には応用倫理学の研究である。しかしながら規範倫理学の研究を踏まえない応用倫理学の研究は、基礎をしっかり施工しなかった家屋のようなもので、安心して読みすすめることができない。そこでまず、応用倫理学の分析を始める前に、本書がどのような規範倫理学の立場をとっているかを明らかにすることから始めたい。結論から言えば、どの主要な規範倫理理論にも支持されるようなごく常識的な原則を本書はとっている。

規範倫理学には大まかにいって、三つの競合する主要倫理理論がある。第一に功利主義に代表される帰結主義、第二にカント主義に代表される義務論、そして第三にアリストテレスなどに代表される徳理論である。ごく大雑把に言うと、これらの理論は行為の正・不正がどのような規範概念によって規定されるかを巡って対立している。帰結主義では、行為が結果的にもたらす善と悪の総計によって、その行為の正・不正を判断する。義務論では、行為の正・不正は行為が結果的にもたらす善と悪によって決められるのではなく、意志、義務感、自己所有権などによって決められる。徳理論によれば、人間として素晴らしい人が行うと考えられる行為が正しい行為だとされる。

これらの定義はごく大雑把で、正確ではないし、これら三つの理論のほかにも倫理理論は存在する。倫理理論の対立は膨大かつ複雑で、一冊の本で説明しきることはできない。しかしどの理論も否定することがない大雑把な倫理的命題がある。それは「反証が提示されない限り、より多くの人の命を救うことは正しい行為である」という命題である。「反証が提示されない限り」(*prima facie*) という但し書きは、より多くの人を救うことの正しさは一見して明白であり正当化するまでもないが、その正しさは絶対的ではなく状況によっては反証が可能だということを意味する。

例を使って説明しよう。大きな客船が沈没し数百人の乗客が海に投げ出され救助を求めているとしよう。投げ出された乗客は救命具をつけておらず、数分のうちに救助されないと死んでしまう。あなたは一人で小さなボートに乗って現場に差し掛かった。この状況であなたにとって正しい行為は何だろうか？　常識的には、投げ出された乗客を次から次へとあなたのボートに引き上げて、できるだけ多くの乗客の生命を救うことである。誰もがこの倫理的判断を受け入れるだろう。しかしこの倫理的判断が反証不可能というわけではない。例えば、数分以内にすべての乗客を引き上げるほど素早く行動することができないとか、すべての乗客を引き上げるのに十分な体力・持久力がないとか、あなたのボートに乗せられる人数が限られているとか、いろいろな理由からすべての乗客の命を救えないとき、正しい行為を行えないことが明らかな状況が発生する。このような状況では、もはやあなたは「より多くの人の命を救うことは正しい行為である」という倫理的判断に従わないことが正当化される。よって状況によっては、もう誰も救わないということが倫理的に許されることがある。

もちろん普通の人間の体力の限界を超えて、超人的な持続力でさらに多くの人の命を救うことができれば、それは普通の正しさや義務を超えた倫理的に素晴らしい行為、つまり称賛に値する行為である。しかし、称賛に値する行為をしなかった（できなかった）からといって、あなたは誰からも非難されるべきではない。

「反証が提示されない限り、より多くの人の命を救うことは正しい行為である」という命題は倫理学を勉強したことのない人にとっても直観的で、（「反証」できる状況を例示することはできても）否定する人はいないだろう。規範倫理学のほぼすべての研究者もまた、帰結主義者、カント主義者、徳理論家などの立場に関わらずこの命題を受け入れる。そしてこの命題はパンデミック対応策の目標として倫理的にも政治的にも受け入れられるものである。よって「反証」の根拠となる要因がない限り、「より多くの人の生命を救うことは正しい行為である」という命題をパンデミック対応策の倫理的大枠とすることにしよう。

もちろんこの命題がこのまま受け入れられるべきだと言うつもりはない。第二章で考察するように、この命題は大雑把すぎるのでもう少し具体的になったほうがよいという議論がある。また第三章で考察するように、この命題には倫理的な観点から制約が必要になるだろう。なぜなら、より多くの人の命を救うためなら何でもしてよいというわけではないからである。しかし「反証が提示されない限り、より多くの人の命を救うことは正しい行為である」という命題を議論の出発点とすることに異論はないだろう。

2　どうしてパンデミック対策に倫理指針が必要なのか？

新型インフルエンザや新型コロナウイルスなどの感染症パンデミック（世界的流行）に対処する際、なぜ倫理指針が必要なのだろうか？　そしてなぜ倫理指針を前もって考えておく必要があるのだろうか？　まずはこの疑問に答えることから始めたい。

パンデミックが倫理指針を必要とするのには、主に二つの具体的な理由がある。第一の理由は、医療資源の供給を大きく超える需要が短期間に発生し、医療資源の「選択的分配」が不可避になるからである。[1] 通常の状況ならすべての罹患者に十分な医療サービスを提供することが可能な体制でも、短期間の間に医療サービスへの需要が急増すると、通常の医療資源の供給では追いつかなくなる。市場原理によって医療資源を配分するなら、誰かが医療資源を選択的に分配する必要はない。しかし、現実には多くの国で医療資源は市場メカニズムによって配分されていないし、医療資源の市場メカニズムによる配分に反対すべき理由がいくつも存在する。例えば、供給に対して需要が大きく超過すると医療サービスの価格が高騰し、富裕な人だけが医療サービスを受けられ、貧困層はサービスを受けられないという状況が発生する。このような状況は倫理的に許容されるものではない。つまり市場原理を通じて医療資源を分配することに反対する倫理的理由が存在するのである。

では、どうすればよいのか。パンデミック期には医療資源に対する需要は供給を大きく上回ることが予想されるので、医療サービスを受けられる人と受けられない人が出てくる事態が発生するかもしれない。誰が医療サービスを受けられ、誰が医療サービスを受けられないかをどうやって判断すればいいのか、そしてそのような判断の根拠となるルールとは何だろうか？　この問いは究極的には誰が死に誰が生きるかの選択にも通じる。明らかに倫理的問題である。

「選択的分配」とは市場メカニズムによって医療資源を配分するのではなく、私たちが意図的に医療資源を分け配ることを指す。英語では rationing という語を使う。rationing の直訳は「配給」である。配給というと戦時中の米や砂糖の配給を連想されるかもしれないが、基本的には医療資源の選択的分配とはこの意味の配給と同じである。配給という語が戦時体制を強く想起させるというただそれだけの理由で、本書では配給という語を使わず選択的分配という語を使う。

希少な医療資源という概念を説明しよう。本書では「医療資源」を広い意味で使っている。医療資源というと、薬、病院のベッド、病院の予算、健康保険組合の予算、ドナーから提供される臓器など、モノや資金を想起されるかもしれない。これは正しいのだが、それだけでなく、医療資源はモノや資金以外のものも含む。例えば、医療資源には医療従事者の時間も含まれる。外科医、看護師、レントゲン技師などは毎日二四時間働けるわけではなく、働ける時間の合計には限りがある。医療従事者の働ける時間は、病院のベッドの数や健康保険の予算のように有限なのである。医療資源は程度の差こそあれすべて有限で、そのため希少である。

希少な医療資源の選択的分配は、感染症パンデミックによってだけ引き起こされるわけではない。自然災害や大規模テロなどが起きれば、治療を必要とする人が短期間に急増し、医療機関のキャパシティーを遥かに超える医療ニーズが発生する。そのような状況では、一般にも最近よく知られるようになったトリアージが行われる。誰がすぐに救命措置を受ける必要があるのか、誰が救命措置を受けないのか、誰が後で救命措置以外の治療を受けるのか、患者の緊急性のカテゴリーを判断する手続きがトリアージである。トリアージは医療資源の選択的分配の一例である。トリアージで選択的に分配される希少な医療資源は「救命措置」である。パンデミックにおいて必要とされる選択的分配の判断は、人工呼吸器やＩＣＵの病床など救命に関わる資源に限らない。ワクチン、ＰＣＲ検査、医療用マスクなどの検査・予防に関わる医療資源も含まれる状況もありうる。

パンデミックが倫理的指針を必要とする第二の理由は感染症という性質にある。感染症対策の基本の一つは感染拡大の抑制である。感染症の種類によって感染力には違いがあるのだが、感染力が強い場合、感染拡大を抑えるには人々の基本的な権利と自由の制限が必要になる場合がある。国によって違うが、罹患者の指定場所での隔離、移動の制限、私有財産の政府による強制使用・接収、飲食店や商業施設の営業規制、水際での入国拒否など、普段なら許されないような基本的な権利と自由の制限が行われる可能性がある。基本的な権利と自由の制限は疫学的に必要とされるかもしれないが、権利と自由の制限がどこまで許容されるか、そしてどうして許容されるのかも議論されなければならない。この議論には倫理的観点が不可欠である。

これら二つの理由から、感染症パンデミック独特の対応策に関する倫理指針が求められるのである。

感染症パンデミックへの対応策とその倫理的基礎はパンデミックになる前に作成され、議論され、理解される必要がある。パンデミック対策は、潜在的に人の生死に関わる判断のルールを含み、どこまで基本的な権利や自由を制限するかのルールも含む。特に人の生死に関わる判断を下したくない、そのような判断を下さなければならない状況を想像すらしたくない、そう思うのが人情というものだ。また新型インフルエンザや新型コロナウイルス感染症は未知の要素が多く不確実なことばかりである。そのような状況で有効な対応策や倫理指針など議論できるのか、議論する意味はあるのかと思われるかもしれない。

しかし感染力など基本的で重要な情報さえない状況下でも、対応策と倫理指針の大枠を議論することには意味がある。第一の理由は、対応策と倫理指針は大まかなものでよく、それがあることに実効的な意味があるからである。大まかな基本方針があれば、新型感染症の特徴が徐々にわかってくるにつれて、その基本方針の枠組の中で対応策と倫理指針を調整し詳細化することができる。

第二の理由は、パンデミックがいったん始まってしまうと、恐怖感や焦燥感から冷静かつ公平な判断が難しくなるからである。人の生死に関わる判断についてのルールの場合は、特にそうである。ドタバタの中で策定される対応策や倫理指針は場当たり的な印象を与える一方で、人々に理解し納得する時間も心理的余裕も与えない。対応策や倫理指針の大枠や基本的な考え方がわかっていれば、開かれた議論を通じて理解を深めることが可能である。これらの理由から、感染症の世界的大流行への対応策とその倫理的基礎はパンデミックになる前に策定されるべきなのである。

第1節で、競合する倫理理論が一致して支持する極めて大雑把な命題「反証が提示されない限り、より多くの人の命を救うことは正しい行為である」を提示した。この命題は感染症パンデミック対策の文脈においても直観的に支持できるものであろう。この命題を感染症パンデミック対策では「救命数最大化の原則」と呼ぶことにしよう。しかし救命数最大化の原則が唯一の原則ではないだろう。これも第1節で指摘したように、救命数最大化のために何をしてもよいというわけではなく、救命数最大化は倫理的制約を受けるからだ。

それでは、救命数最大化という目的を制約する倫理的に重要な要素とは何か？　それはごく大雑把に言って「公平性」と「透明性」である。公平性と透明性が損なわれない範囲において、救命数が最大化されるべきである。公平性と透明性の倫理的重要性は第三章で分析することにして、本章の残りでは、救命数最大化の原則の理論的基礎と論理的含意を分析することにしよう。そして第二章では救命数最大化よりもう少し具体的な別の原則

（生存年数最大化の原則）を説明し、救命数最大化の原則と比較することにしたい。

救命数最大化の原則の理論的基礎を考察する前に、倫理学に限らず現代哲学全般で用いられる分析方法の一つを説明しておこう。哲学の分析方法は基本的に思考することであり、思考することのみである。つまり実験をするわけでもないし、データを集めるわけでもないし、フィールドで定点観察をするわけでもない。哲学は椅子に座って考えるのが主な仕事である。だからと言って哲学に分析方法がないというわけではない。現代哲学の重要な分析方法に「思考実験」というものがある。ある特定の状況で妥当と信じられる仮説を、他の想像上の状況でも妥当かどうかを試すこと、これが思考実験である。その想像上の状況は極度に単純化された架空の例で、一つの変数を除いてすべての変数が一定と仮定される。こうすることによってある特定の変数に注目することができ、当該仮説の射程が明らかになってくるのである。一つの変数を除いてすべての変数が一定であるという前提を記述するときに「他の事情が一定ならば」という表現を用いる。この表現はラテン語で *ceteris paribus*、英語で other things being equal などと言われる。本書では想像上の例を通じての思考実験を多用するが、そこには常にこの「他の事情が一定ならば」が含まれている。

なぜ想像上の例で「他の事情が一定ならば」と仮定するのか？　それはたくさんの要素

を同時に分析しようとすると複雑すぎて何を分析しているのかわからなくなるからである。単純な空想上の例ですべての要素を一定とし、一つの変数に注目することで、哲学的考察が一歩一歩進めることができる。次節から登場する思考実験を見て、「そのような単純な状況は現実には存在しない、よって思考実験による分析は無意味である」と思われる人もいるかもしれない。もしこの批判が正しいなら、ほぼすべての科学的実験は無意味ということになる。なぜなら、多くの変数がコントロールされた実験室の環境は現実の自然界には存在しないからである。おそらく、自然界には存在しないコントロールされた環境で行われているからといって、科学的実験や科学的実験によって確かめられる仮説の真偽にはまったく意味がないと言う人はいないだろう。まったく同じ理由から、哲学において極度に単純化された架空の例を考察するからといって、思考実験には意味がないと言うことはできまい。哲学の分析方法に親しんでいない方には最初は少しとっつきにくいところがあるかもしれないが、思考実験を通して自身の直観の強さをテストしていただきたい。

3　救命数最大化と帰結主義

二〇二〇年の新型コロナウイルス感染症のパンデミックでキーワードの一つになったの

が「医療崩壊」という言葉である。この言葉には恐怖のイメージが先行しており、正確にどのような状態のことを指すかは定かではない。治療を受けられないという状況。病院のベッドに空きがなく、ストレッチャーの上で廊下に放置されている無数の患者たち。医療従事者の疲弊しきった姿。これらが「医療崩壊」のイメージである。しかしパンデミック対策の目的は医療崩壊を避けることそれ自体ではないはずだ。目的はそれ以外にあり、医療崩壊はその目的達成を妨げる重要な兆候にすぎない。それではパンデミック対策の目的とは何か？

最も直観的な目的は「死亡者の数を最小化する」ことである。第二章で考察するように、これでもまだ大雑把すぎるかもしれない。しかし「死亡者の数を最小化する」を手始めに考えてみよう。まずこの目的を支える典型的な倫理理論、帰結主義から検討しよう。帰結主義は次のように定義される。

帰結主義：行為が正しいのは、その行為の帰結における善が最大化されるとき、そしてそのときだけである。

この帰結主義の定義が何を意味しているかについて四点指摘しておこう。第一に、帰結主義は行為の正しさを定義している。第二に、帰結主義によれば、行為の帰結における善を最大化することが、行為の正しさの必要条件かつ十分条件である。「行為が正しいのは、その行為の帰結における善が最大化されるときである」だけだと、善の最大化は行為の正しさの十分条件である。つまり、善が最大化されなかったとしても行為が正しい可能性がある。これに対し「行為が正しいのは、その行為の帰結における善が最大化されるときだけである」だけだと、善の最大化は行為の正しさの必要条件である。つまり、善の最大化は行為の正しさにとって不可欠である（不可欠な条件が他にもある可能性を排除しない）。第三に、帰結主義の定義によれば、善（つまり追求する理由があるもの）が具体的に何なのかは特定されていないので、善とは何かに関する理論と組み合わせられないかぎり、どのような行為が正しいかは具体的に何も言えない。帰結主義の一種である功利主義は快楽主義という善の理論、つまり固有価値があるものは快楽の経験だけであるという考えを採用している。しかしすべての帰結主義理論が快楽主義を採用しているわけではない。第四に、帰結主義は善を「最大化」する原理である。

最後の点は「死亡者の数を最小化する」と矛盾していると思われるかもしれない。しかし矛盾していない。善の最大化と悪の最小化は双対であり、善の最大化は悪の最小化へ、悪の最小化は善の最大化へと変換することができる。なぜなら帰結Xが帰結Yより善いということは、帰結Yが帰結Xより悪いということと同値だからである。

救命数最大化は帰結主義の一種と見ることができる。つまり、行為が正しいのは、その後の帰結における死亡者数nが最小化されたとき、そしてそのときだけである。最大化原理として言い換えれば、行為が正しいのは、その行為の帰結において（−n）が最大化されるとき、そしてそのときだけである。救命数最大化は死亡者数最小化と同値なのである。これ以降、救命数最大化を統一して用いることとする。

救命数最大化を帰結主義の一種と見ることができるとはどういうことだろうか？　二つのことを確かめておく必要がある。第一に、帰結主義のすべてが救命数最大化を支持するとは限らない。帰結主義は救命数以外のことの最大化を目的とすることもできるからである。第三章で分析するように、生存年数を最大化せよという原則は帰結主義の一種であるが、救命数最大化とは異なる原則である。第二に、すべての非帰結主義が救命数最大化を支持しないというわけではない。もし非帰結主義も救命数最大化を支持するならば、ほぼどの倫理理論も救命数最大化を支持するということになるが、実際のところ多数の非帰結主義者も救命数最大化を支持している。どうして多数の非帰結主義者が救命数最大化を支持し、ごくわずかだが一部の非帰結主義者がそれに反対するのかを次節で見てみよう。

4　帰結主義を批判するとはどういうことか？

哲学では、どんな自明な命題であっても必ずと言っていいほど論争を引き起す。救命数最大化も例外ではない。非帰結主義の一部がなぜ救命数最大化を支持しないのか、その理由を考えよう。

救命数最大化を帰結主義が支持するのは、通常次のような理由付けによるものだ。一人が死ぬことは悪いことである。別の一人が死ぬことも同じだけ悪いことである。そして五人が死ぬ場合はそれぞれの人が死ぬことの悪さを五人分積算し、悪さの総和が一人だけが死ぬときの悪さより大きい。よって帰結主義によれば、五人の命を救うことが正しい行為である。この結論を一般化すれば、他の事情が一定な限り、多くの人の命を救うことが正しい行為である。これが帰結主義的理由付けである。

この理由付けの中で決定的に重要な役割を果たしているのは、個人間の「積算」である。それぞれの人に起こる悪いことを足し合わせ、悪さの総量が算出されている。しかし一部の非帰結主義はこの積算を批判する。なぜなら、その批判によれば、もし個人間の積算を受け入れるならば、次の結論を受け入れなければならないからだ。

生存くじ：異なる臓器の移植を必要としている重症患者が五人いたとしよう。これらの患者は臓器移植を受けないと、近いうちに死ぬと診断されている。そこで全国民を対象に「くじ」を行い、抽選で選ばれた健康な第三者（例えば「太郎」）の生体から臓器を取り出し、五人の患者にそれぞれ必要な臓器を移植する。その結果、抽選で選ばれた第三者は死亡するが、五人の重症患者の命は救われる(2)。

非帰結主義の批判によれば、帰結主義はこの生存くじは倫理的に正しいと言わなければならない。臓器を取り出されることで太郎は命を失う。太郎の死が悪いことに疑いはない。しかし太郎からの臓器移植は五人の重症患者の命を救う。よって、これらの人たちの間に倫理的な違いがなければ、五人が救われることによって得られる善の積算量は太郎の死の悪さを遥かに上回る。よって、帰結主義は太郎を殺して五人の患者を救うことが倫理的に許容できると主張するだけでなく、それが倫理的に正しいことだと結論する。しかし、非帰結主義によれば、そして多くの人の直観によれば、そのような判断は倫理的に到底許されるものではない。これが非帰結主義による帰結主義への批判の一つである。

非帰結主義は特に積算を問題視する。次の思考実験を考えよう。

頭痛の積算：二つの行為の選択肢があると想像しよう。選択肢Aは一人が確実に死ぬ病気を治癒し、選択肢Bは一万人のごく弱い頭痛を治癒する。選択肢Aにおける一人と選択肢Bにおける一万人の間には、病状以外に倫理的な違いはないと仮定しよう（例えばこれらの人々は誰もあなたの親戚や友人でもないし、殺人鬼でも聖人でもない(3)）。

このような状況でどちらの選択肢を選択すべきか？

一人の死の悪さは一人の頭痛の悪さに比べればはるかに大きい。これに反論する人はいまい。しかし、帰結主義の積算を適用すると、たとえごく小さな悪でも一万人分を積算すると大量の悪になる。つまり一万人にとっての頭痛の悪さを積算した量は一人の死の悪さを上回る。よって帰結主義によれば、選択肢Bを選択することが正しい行為である。

この理由付けに対して非帰結主義者の多くは異を唱える。死の悪さは頭痛の悪さに比べ圧倒的に大きいので、選択肢Bが治癒できる人の数が一万人だろうと一億人だろうと積算量に関係なく、選択肢Aを選択するべきだと主張する。この主張を支えるには、個人間の積算を拒絶するだけで十分である。死の悪さと頭痛の悪さの相対的比較に関して帰結主義と非帰結主義の間に意見の相違はない。しかし非帰結主義の一部は個人間積算を拒絶することで、頭痛の悪さが何万人分集まろうと一人の死の悪さを超えることはないと主張するのである。これが非帰結主義による帰結主義的積算への反論である。

非帰結主義による帰結主義的積算への反論には思わぬ論理的含意がある。それが救命数最大化の否定である。次の思考実験を考えよう。

ボート：二つのボートが大海の真ん中で急速に沈没しつつある。ボートAには五人、ボートBには一人の人が乗っている。これら六人の間に倫理的に重要な相違はないものとする。あなたには沈没しつつある二つのボートのどちらかだけを救助する時間しか残されていない。あなたはどちらのボートの乗員を救助すべきか？

多くの人はボートAの五人を救助することが正しい行為だという直観を持つだろう。救命数最大化は明らかにその直観を支持する。しかし積算を排除したい非帰結主義はどう判断するだろうか？　積算を排除したい非帰結主義は、五人が死ぬ悪さは一人が死ぬ悪さより大きいと主張することはできない。なぜなら、そう主張するには五人の死の悪さを積算しなければならないからだ。人数が倫理的に考慮すべきものではないと考える積算批判は、ボートAの五人を救うこととボートBの一人を救うことは同じ量の悪を避けると言わなければならない。

事実、一部の非帰結主義者はコインの裏表で救うべきボートを決めることが正しいと主張する(4)。この思考実験に登場する六人の命にはそれぞれ同じ価値があり、救助者であるあなたは六人それぞれに同じ理由と義務を負っている。もし同じ価値の命を平等に尊重するのなら、六人それぞれに生き残るチャンスを平等に与えるべきだ。コインを投げてその裏表で決めるのはどうか？　コインの表が出ればボートAの五人を救助（そしてボートBの一人を死なせる）、裏が出ればボートBの一人を救助する（そしてボートAの五人を死なせる）。こうすれば六人それぞれに同じ五〇パーセントの生存チャンスを与えることになる。もちろん五〇パーセントの確率でボートBの一人を救助しボートAの五人を死なせることになる。しかし帰結主義的積算を批判し、同じ価値の命を平等に尊重する、このことは最も根源的な倫理的要請であり、あなたの行動の帰結が最善かどうかの判断より重要なはずだ。これが非帰結主義のコイン投げの主張である。

このコイン投げの主張は明らかに救命数最大化を否定している。救命数最大化はボートAの五人を救助することが正しいとするのに対して、コイン投げの主張はそうとは言わない。コイン投げの主張によれば、あなたが直面する選択が一〇〇万人の命を救うか一人の命を救うかであっても、個人間積算を否定し命の平等を尊重する限り、コインを投げてすべての人それぞれに五〇パーセントのチャンスを与えるのが正しい行為なのである。

5　非帰結主義は救命数最大化を擁護できるか？

このように救命数最大化を否定する非帰結主義者が存在するのは確かだが、実のところ非帰結主義者の多くは救命数最大化を直観的に支持している。それでは非帰結主義者は救命数最大化を理論的に支持することは可能だろうか？　もっと具体的に言えば、個人間の積算を拒絶しつつ救命数最大化を正当化することは可能だろうか？　この疑問は非帰結主義の理論的大問題として今日でも研究が続いている。(5)

最も盛んに議論されてきた非帰結主義の試みはトマス・スキャンロンの「契約主義」（contractualism）である。

契約主義：ある行為が不正であるのは、各人の観点から見て誰も合理的に拒絶することのできないルールによってその行為が禁じられているときである。(6)

このように定義された契約主義は次のような性格を有している。第一に、契約主義は非帰結主義であり、帰結主義への代替として提示された。契約主義によれば、ある行為が正か不正かは帰結の善さによって規定されるのでなく、「誰も合理的に拒絶することのできないルール」によって規定される。ある行為がどんなに大きな利益を社会にもたらすとしても、「誰も合理的に拒絶することのできないルール」によって禁じられているなら、その行為は倫理的に不正とされる。第二に、帰結主義の重要構成要素である「積算」を排除している。より具体的には、「各人の観点から見て」が積算に対する個人による制約となっている。あるルールが社会の九九％の人々に利益をもたらすとしても、そのルールを拒絶する理由を持つ個人が一人でも存在する限り、そのルールは行為の正や不正を判断する基準にはならない。前に考察した「生存くじ」の例を使おう。生存くじは結果として最善の帰結を多くの人にもたらすかもしれない。しかし、臓器を取り出される健康な第三者には生存くじというルールを拒絶する正当な理由が存在する。よって契約主義によれば、生存くじで健康な人から臓器を取り出すことは不正な行為である。

このように契約主義にとって帰結の善し悪しは重要ではなく、誰も合理的に拒絶することのできないルールこそが重要なのである。契約主義の理論的問題については多くの議論がなされてきた。例えば、あるルールを「拒絶する正当な理由」とは何か、その理由は善とまったく結びついていないのか、実は理由は善によって分析されるのではないか（つまりある個人があるルールを否定できる理由を持つのは、そのルールが当該個人にとって悪いときそしてそのときのみである、という可能性）などである。[7] しかしここでは契約主義の一般的妥当性についての理論的議論はせず、非帰結主義である契約主義が救命数最大化を積算に頼らずに正当化できるかに議論を限定する。

もし契約主義が積算を完全に否定しているならば、契約主義は**ボート**の思考実験でコインを投げて決めるのだろうか？　そうではなく、契約主義者たちは積算を完全に否定するのだけれども、コインを投げて決めるのは不正であって、ボートAの五人を救命することが正しいと信じる。では契約主義はどのようにして積算を回避しつつ五人を救うことが正しいと言えるのだろうか？

トマス・スキャンロンはつぎのような議論を提示した。**ボート**に似た二対一の例を考えよう。

ボート＊：二つのボートが大海の真ん中で急速に沈没しつつある。ボートA＊には二人、ボートB＊には一人の人が乗っている。これら三人の間に倫理的に重要な相違はないものとする。あなたには沈没しつつある二つのボートのどちらかだけを救助する時間しか残されていない。あなたはどちらのボートの乗員を救助すべきか？

スキャンロンが証明しなければならないのは、積算を回避しつつボートA*の二人を救命することが正しいとすることである。スキャンロンは**ボート***の例の反事実的条件法から始める。事実に反してボートA*に人が一人しか乗っていなかったと想像しよう。もしそうであれば、ボートA*の一人を救うかボートB*の一人を救うかの状況なので、コインを投げて五〇パーセントの生存チャンスをそれぞれに与える方法が、二人それぞれの観点から拒絶することのできないルールである。ではボートA*にもう一人の人が追加されて、（**ボート***の実際の状況のように）ボートA*には二人、ボートB*には一人が乗っている状況を考えよう。もしこの二対一の状況で一対一の状況と同じようにコインを投げてどちらを救命するかを決めるとしたら、新しくボートA*に追加された人の命が救命者のするべき行為について何の違いももたらさないことになる。つまりボートA*に追加された人がコイン投げのルールを合理的に拒絶することができる。よって**ボート***においてコイン投げで誰を救命するかを決めることは不正であり、ボートA*の二人を救助することが正しい行為である。このボート*における結論を一般化することで、救命数最大化が導かれる。これがスキャンロンの主張である。スキャンロンによれば、この主張のどこにも善や悪の積算が含まれていない。

ここではスキャンロンの主張に問題があるかどうかについては検討しない。なぜなら本節の目的は、救命数最大化が帰結主義を信奉する倫理学者にも帰結主義を否定する倫理学者にも支持されているという、このことを確認することにあるからである。実を言えば、スキャンロンの推論に対しては理論的な問題が指摘されている。非帰結主義理論が積算を回避しつつ、そして帰結主義との違いを強調しながら救命数最大化を正当化できるかが、近年の倫理学で主要な研究課題の一つとなっている。(8) それだけ救命数最大化は、帰結主義者にとっても非帰結主義者にとっても直観的に否定し難い原則なのである。

6　くじによる抽選

ボートにおいてコイン投げで誰を救うかを決めるのは、多くの人が反直観的だと考える。究極的にはそうなのだが、コイン投げには否定し難い魅力があることも確かである。ボートで二つのボートに乗っている六人はそれぞれ同じ価値の命を有していると前提とされており、それぞれ同じように救命されるに値する。コインの裏表で決めることで、六人それぞれに同じ五〇パーセントの生存チャンスが与えられる。同じ生存チャンスが与えられるという意味で、コイン投げは同じ価値の命を平等に尊重している。コイン投げの結果によっては、ボートBの一人を救命しボートAの五人を死なせることになり、帰結の善さは最大化されないかもしれない。だからどうなのか？　命の価値を平等に扱うこと、これ以上倫理的に重要なことがあるだろうか？

このようなコイン投げの擁護論に対しては、例えば次のように反論することができる。確かに「命の価値を平等に扱う」ことはどの倫理理論も否定することのできない命題である。しかしボートにおいて五〇パーセントの生存チャンスをそれぞれに与えることだけが「命の価値を平等に扱う」こととは限らない。例えば帰結主義の観点から見れば、「命の価値を平等に扱う」とは一人ひとりの命を救うことの善が等しく、その善を積算する際にそれぞれの人の善に同じ重みを与えること、これなのである。よって、コイン投げ擁護論は、「命の価値を平等に扱う」というほぼ自明な命題に都合のいい解釈を与え、それ以外の都合の悪い解釈を無視しているにすぎない。

コイン投げを擁護する本当の理由は、実は倫理的理由ではなく、単なる心理的理由なのかもしれない。ボートにおいてボートAの五人を救命してもボートBの一人を救命しても、いずれにしろ必ず誰かを死なせることになる。この悲劇的状況で判断し行動することは救命者にとって非常に辛いことである。できるなら判断を停止し、誰が救命されるかを天や神、自然の摂理などに委ねてしまえば、どれだけ心理的に楽になれることだろう。救命者は誰も殺しはしないのだけれども、自らの行為の結果として誰かが死んでしまう。もしコインを投げて表が出れば、ボートBの一人を死なせることになるが、それは救命者が決めたのではなく、天や神、自然の摂理などがコインを表にしたにすぎない。死ぬことになるボートBの一人は救命者を責めることはできない。責められるべきは天や神、自然の摂理などなのである。こう考えれば、救命者は罪悪感を感じないで済むだろう。

救命者に罪悪感を感じさせないという点ではコイン投げに魅力がある。しかしその魅力は心理的なもので、倫理的な理由によるものではない。行為の正や不正を判断する規範的理由を分析するのが倫理学であり、慰めや心理療法を与えるのは倫理学の役割ではない。

コイン投げ、つまり救命されるチャンスをランダムに与える方法はごく限られた状況でしか正当化できない。その状況とは誰が救命されようと帰結の善さが同じとき、そしてそのときのみである。例えば、選択が一対一の場合は、他の事情が一定であれば、同じチャンスを与えるコイン投げがもちろん正しい方法である。しかし救命されるチャンスをランダムに与える方法は医療資源の分配の文脈で気づかないうちに使われている。それは「先着順」である。

誰がいつ医療資源を必要とするのかは、誰かの意図的な行為の結果ではなく、ほぼランダムに決定される。また誰がいつ医療資源を求めて病院に来たかもほぼランダムに決定され、病院に来た人たちの順番もほぼランダムに決定される。よって誰が先に来て誰が後に来たかの順番はほぼランダムに決定される。医療資源へのニーズをこのように解釈することで、先着順で医療資源を分配することが表面上正当化されると思われている。しかしこのような解釈と正当化が妥当なケースは、実はとても少ない。

先着順では、誰がどの程度の医療ニーズを持っているか（すぐに回復できるのか、どのような医療設備をどのくらいの医療資源を必要としているか（病状の深刻さや緊急性）、誰が必要としているのか）などは勘案されない。例えば、病院の緊急外来に一番最初に来た患者は軽症だが二番目に来た患者は命に関わる状態だったとしよう。多くの人は、症状の重篤な二番目の患者を優先するべきだと考えるであろう。先着順やコイン投げなど、治療のチャンスをランダムに与える方法は、症状や必要な医療資源などの諸条件が一定のとき、そしてそのときのみ正当化できるのである。つまり、どの患者を最初に処置しても結果の善さが変わらないとき、そしてそのときにのみ、ランダムに優先順位をつけることが正当化されるのである。

たとえまったく同じ病状の患者であったとしても、先着順が本当に公平かは疑問だ。例えば病院の近くに住んでいる人が一日に数本しかバスのサービスがない過疎地域から来た人より先に病院に到着したからといって、先着順のルールを適用するのは過疎地域から来た人に対して不公平かもしれない。

パンデミックの際には同じような病状の患者が随時運ばれてくる。実際問題として、先着順がそのような状況で使われることが多い。しかし倫理的には先着順は完全に公平とは言えず、先着順がコイン投げと同じくらい公平だという状況はごく稀だということを念頭に置いておく必要がある。

7　個人的属性と間接的便益

ここまで救命数最大化について極めて制約された状況での倫理的判断を分析してきた。つまり、**ボート**のように個人間に「倫理的に有意な差異はないもの」という前提をおいてきた。しかし現実には救命措置や治療を必要とする人たちの間には多くの相違があり、それらの差異が倫理的に重要な差異か無視すべき差異かを判断する必要がある。そこで、救命措置や治療を必要とする人たちの間に差異があるケースを二つに分けて考察しよう。第一は救命措置を必要とする人たちの属性が違うケースであり、第二は救命されることによって間接的に得られる便益に関して違いがあるケースである。

第一のケースは「属性」の違いである。まず「属性」によって何を意味するかを説明するために、次の思考実験を考えよう。

一対一：二人のまったく同じ病状の患者、CとDが人工呼吸器を必要としている。CとDは人工呼吸器に繋がれないとすぐに死んでしまうほど重篤である。しかし人工呼吸器に一台の空きしかない。二人の間には次の一点を除いて倫理的に有意な差異はない。その唯一の差異とは、CはXでDはXではないことである。

ここでXは、Cには備わっているがDには備わっていない属性を指す。この節で考察したいのは、Xが何のときにCかDかを優先することが許容されるか、またはXが何のときにコイン投げで決定すべきかである。

さらなる思考実験をしよう。Cが親切で正直な人、Dは意地悪で嘘つきな人としよう。通常、親切さや正直さは倫理的に善い属性、意地悪さや嘘つきは倫理的に悪い属性である。ということは、CとDの間には倫理的に有意な差異が存在する。それではこの属性の違いだけを理由に、Cに人工呼吸器を装着し、Dを死なせてもよいだろうか？　それともこの属性の違いを無視し、コインを投げてそれぞれに五〇パーセントの生存チャンスを与えるべきか？　人々の直観は大きく二分されるだろう。Cを優先すべきだと言う人も多ければ、コイン投げをすべきだと言う人も多くいる。

少し属性を強くしてみよう。Cが普通の人でDが過去に一〇人の無実の人々を殺害した殺人犯の場合はどうか？　このように属性を強くすると、Cを優先するべきだと言う人の数が増え、コイン投げで決めるべきだと言う人の数は減少する。

それではCが億万長者、Dが低賃金労働者の場合はどうか？　所得や資産はそれら自体に倫理的価値はないだろうが、人の生活の質を高める手段として価値あるものだ。Cに優先して人工呼吸器を装着すべきだろうか？　それともコイン投げで決めるべきだろうか？この例では、倫理に関心を持たない極端な拝金主義者でない限り、多くの人がコイン投げて決定すべきだという直観を持っている。

これら一連の思考実験において私たちの直観は一貫しているとは言えないのだが、それぞれの状況を考える視点を特定すると直観はかなり一貫してくる。ここまでは誰の観点から答えを出すかを特定してこなかったので、それぞれの個人的な観点から直観を形成したはずだ。しかし現実の状況では医者や病院が人工呼吸器を装着する。よって一連の思考実験で考えるべきは、医者や病院の責任者、医療資源分配ルールの作成者の観点であり、あなたが医者や病院の責任者、医療資源分配ルールの作成者に期待する観点である。これらの人たちは医療サービスを提供するのが仕事で、病院でこれらの人たちの独自の倫理的判断を望んでいるわけではない。これらの人たちは、病気や怪我などの患者の病理学的な症状と容態だけに集中するべきであり、倫理的特徴や犯罪歴、そして経済力など病理学以外の特徴は考慮しないことが期待されている。このように思考実験に答える観点を医療サービスの提供者の観点に特定すると、すべての例でコイン投げによって決定することが期待されることになる。

第二のケースは間接的便益である。ある人の命を救うことで、他の人の命を救うことではは得られない間接的な便益があるかもしれない。例えば、一対一においてCが医師でDが医療とまったく関係のない人だとしよう。この場合Cを優先するべきだ、特に新型インフルエンザや新型コロナウイルス感染症のパンデミックの期間中はCを優先すべきだと直観的に考える人が多い。この直観は極めて常識的で、広く受け入れられている。通常、パンデミックの期間中、医療サービスの提供体制を維持するために医療従事者に優先的に医療資源を分配するべきだと言われる。しかしここでは倫理的な理由を正確に示しておく必要がある。医療サービス提供体制の維持が目的なのではない。医療制度の機能を維持する目的は人の命をできるだけ多く救うこと、つまり救命数最大化が究極の目的である。医師であるCが医師でないDより優先されるのは、CがDより倫理的価値が高い個人だからでもなければ、医師であるということそれ自体が倫理的に善いからでもない。Cの属性の倫理的価値とDの属性の倫理的価値は同じである。だがCは治療を受ければ医療現場に復帰し他の人の命を救える。つまり、他の人の命を救うという間接的な便益がCを優先すべきだという直観を正当化するのである。そしてどのような間接的便益が医療資源の分配で考慮されるべきかと言えば、救命数最大化の観点からの間接的便益なのである。

もちろん、私たちの直観を揺さぶるような間接的便益はある。一対一のバリエーションをいくつか考えてみよう。第一に、Cが著名な芸術家で救命されたら多くの芸術作品を制作し続けるのに対し、Dはただの凡人だとしよう。Cが救命後に創作する芸術作品の価値はCの救命を優先するのに十分な理由だろうか？　第二に、Cが敏腕経営者で救命されれば新しい雇用を多数創出するのに対し、Dはしがないサラリーマンだとしよう。Cが創出する雇用には無視することのできない経済的便益があるが、その便益はCの救命を優先するのに十分な理由だろうか？　そして第三に、Cが三人の子供のシングルマザーであるのに対し、Dに扶養家族がいないとしよう。Cが救命されれば三人の子供は養育者がいなくなってしまうという事態を避けることができる。ではシングルマザーのCに優先的に人工呼吸器が与えられるべきだろうか？

もしこれら三つのバリエーションに答える観点を、医療サービスを提供する人の立場に特定すれば、答えは「ノー」であろう。確かに私たちが無視したくない間接的便益がある。

特に第三のバリエーションでは間接的便益は私たちの心を強く揺さぶるし、強く揺さぶられる心を持った人は倫理的に健全だとさえ言えるかもしれない。しかしパンデミック中の医療資源の分配という文脈では、間接的便益は救命数最大化に関わるとき、そしてそのときのみ考慮されるべきであろう。

本章では救命数最大化の倫理的基礎を分析してきた。救命数最大化は直観的にも理論的にも説得力があるものだが、救命数よりも別の具体的な目標を最大化すべきだという立場がある。実を言えば、その立場はある個人的特性が倫理的に重要であるという考えに基づいている。その特性とは年齢である。例えば、一対一でCが七〇歳、Dが二〇歳だとしたらどうだろうか？ この点を次の第二章で分析することにしよう。

第二章　公平性と透明性

1　公平性の原則

第一章で新型インフルエンザおよび新型コロナウイルス感染症のパンデミック対策において最も基本的な倫理原則は救命数最大化である理由を示した。しかし直観的にも倫理理論的にも有力な原理は救命数最大化だけではない。救命数最大化とは別の理由で支持される原則が少なくとも二つあり、それら二つの原則は救命数最大化と矛盾はしないが、救命数最大化を制約することがある。本章ではそれら二つの原則、公平性の原則と透明性の原則について考えよう。

まず公平性について考えてみよう。公平性という概念は現実でも倫理理論上でも特に難しい概念である。現実の場面では公平・不公平という語は強力で明白な規範的意味を持って使われる。つまり不公平な行為は例外なく不正な行為である（倫理学の専門用語で「義務論的制約」と呼ばれている）。では不公平とは何か？ 日常生活では不公平という語は色々な使われ方をしている。最も日常的な使い方は、自分にとって不都合な状況を指す。特に希少な医療資源が選択的に分配されるとき、特に生死に関わる資源が分配されるとき、その資源を受けられなくなった人はいかなる手段を使ってでも分配の意思決定を覆そうとするだろう。その際予測されるのが不公平という概念にアピールすることである。少々挑発的な言い方をするなら、駄々をこねる人は不公平という概念に訴える。そのため何が公平で何が不公平かを事前に考えておく必要がある。

公平・不公平という概念は倫理学で中心的な概念の一つであることは間違いないのだが、実を言えば公平・不公平という概念をきちんと定義して説明した哲学者はあまりいない。ジョン・ロールズ（John Rawls）がいい例である。ロールズは二〇世紀最大の哲学者の一人で、『正義論』で正義の体系的理論を展開した。(1) ロールズ正義論のキャッチコピーは「公平（公正）としての正義」（justice as fairness）で、ロールズは正義を公平によって定義、分析、構築しようとした。しかし五〇〇ページを超える大著『正義論』においてロールズが公平の概念をどう定義しているかと言えば、フェア・プレイ原則（the principle of fair play）など公平という言葉をただ繰り返しているだけで、定義については明らかにしていない。公平の概念を定義するのに公平という語を用いることはできない（「リンゴとは何ですか？」と質問されたときにリンゴという語を使って説明することは、質問者がリンゴという概念を知っていることを前提としており、質問者の意図と矛盾している）。実に驚くことに、ごく最近まで公平・不公平の概念は明確に定義されてこなかったのである。

比較的最近、公平・不公平の概念を包括的に定義したジョン・ブルーム（John Broome）の定義を紹介しよう。[2] 公平・不公平とは、複数の個人がある善に対してその善を得る理由を持つ状況で発生し、それらの個人が得る善の相対関係を規定する。つまり、複数の個人がある善を得る同じ理由を有している場合、すべての個人が同じ量の善を得るときに公平である。また、個人Aが個人Bより善を得るより強い理由を有している場合、AがBより多くの善を得るときに公平である。

このように定義された公平という概念は個人間の関係だけに関わっており、帰結の善さには関わっていない。例えば、私がAとBそれぞれに一〇万円の借金をしているとしよう。そして私が一〇万円の現金を何らかの方法で得たとしよう。AとBはそれぞれ私に対して同じ理由、つまり一〇万円の返済を請求する理由を持っている。ブルームの公平の定義によれば、私がAとBそれぞれに五万円ずつ渡すのは公平だとする。それだけではない。ブルームの公平の定義によれば、私がAとBそれぞれに一万円ずつ渡すのも、私が（例えば一〇万円を燃やしてしまうことで）AとBの両者に一円も渡さないこともまた公平で、不公平ではない。なぜならいずれの場合もAとBの間には受け取る金額に不平等がないからである。私がAとBに異なった金額を渡すとき、例えば私がAに五万円、Bに三万円渡すとき、AとBの間に不公平が発生する。

例を少し変えよう。私がAに二〇万円、Bに一〇万円の借金をしていたとしよう。前と同じように私が一〇万円の現金を得たとしよう。この場合、Bに比べAは私に対して返済を迫るより強い理由を持っている。ブルームの公平の概念によれば、私がAにより多くの金額を返済するのが公平で、AとBそれぞれに同じ金額を返済するのは不公平である。同じ強さの理由は同じように扱い、強さの違う理由は強さに比例して扱う、これがブルームの公平・不公平の概念である。

この公平概念が含意することを明らかにしておこう。第一に、自明なことだろうが、公平は複数の個人間でのみ発生する。つまり一人しかいない状態で公平の概念は意味をなさない。第二に、公平は最大化（もしくは最小化）原理ではない。AとBそれぞれに五万円ずつ返済しようと、一万円ずつ返済しようと、一円も返済しなくても、私がAとBを同じように扱う限りすべて公平である。公平という概念自体には善を最大化する（もしくは悪を最小化する）というような性質が備わっていない。つまり、公平はあくまで個人間の相対的関係についての問題であるため、帰結の善悪の問題ではない。

しかし、私がAとBそれぞれに同じ額の借金をしている場合、私が一〇万円を持っているにも関わらず、それぞれに例えば一万円ずつ渡すのが正しい行為だろうか？　この疑問への回答は次のようなものである。一万円ずつ返済することは公平だ。しかし公平だけが唯一の倫理的考慮事項ではない。帰結の善し悪しも考慮すべき事項である。もし三万円ずつ返済すれば、公平なだけでなく帰結をより善くすることができる。もし五万円ずつ返済すれば、公平なだけでなくさらに帰結を善くすることができる。よって、公平の概念は帰結の善さと組み合わせられることによって、五万円ずつ返済することが正しい行為だと言うことができる。場合によっては完全に公平を達成できない状況があるかもしれない。その際には不公平の悪を最小化することが要請される。これが現在の倫理学において最も包括的な公平・不公平の概念である。

公平性の倫理的重要性に対して反対する人はいないだろう。しかし具体的な文脈になるやいなや、公平性をどのように適用するかで意見の対立が表面化する。実を言えば最近の生命・医療倫理学における主要な論争の一つは、公平性と救命数最大化の間の齟齬にある。

より具体的に言えば、公平性について二つの解釈が可能で、一方の解釈によると公平性の概念に基づいて救命数最大化が否定されるべきとされるのに対し、他方の解釈によると公平性の概念に基づいて救命数最大化が擁護されるべきとされるのである。

2　本当に救命数を最大化するべきか？

救命数最大化に公平性の観点から問題があるかを考えるために、次の思考実験を検討することから始めよう。

年齢差：二人の患者、AとBが緊急救命室に運び込まれた。二人は救命措置を受けないと死んでしまう。何らかの理由で二人に救命措置をとることは不可能で、どちらか一人にしか救命措置をとることができない。Aは七〇歳、Bは二〇歳で、他の事情は一定とする。つまりAとBの間には年齢以外に倫理的に重要な差異はない。AとB、どちらを救命するかをどうやって決めればよいだろうか？

救命数最大化によれば、コインを投げ、裏か表かでどちらを救命するか決めることが正しいこととされる。なぜなら、救命最大化の原則によれば、Aを救命しようとBを救命しようと救命できるのは一人だけで、よってAを救命することとBを救命することには倫理的な差は存在しないはずだからである。つまり救命最大化は救命数だけに注目している。救命される人たちの間に存在する差異、例えば年齢は倫理的判断に影響を与えない。

年齢差において、コイン投げによってどちらの患者を救命するかを決めることは直観的であろうか？　コイン投げを選ぶ人は実は少数派で、通常、Bを救命することが正しいという直観を持つ人が、コインの裏表で決めるべきだという直観を持つ人よりやや多い(3)。Bを救命することが正しいという直観を持つ人は、救命数最大化と非整合的な直観を持っているということになる。

年齢差においてBを救命することが正しいという直観を支持する倫理理論は存在するだろうか？　もし存在すれば、救命数最大化以外のどのような原則を支持するのであろうか？　まず、年齢差においてBを救命することが正しいという直観をもう一歩踏み込んで分析し、どのような倫理的理由があるかを考えてみよう。そうすることによって救命数最大化に代わる原則の方向性が見えてくるはずだ。

年齢差でBを救命すべきだという直観には、少なくとも二つの倫理的理由がある。第一の理由は、Bを救命するほうがAを救命するよりもより多くの善を（またはより少ない悪を）実現することになる、というものである。この倫理的理由は生存年数最大化という原則につながる。第二の理由は、年齢差でBを救命することが公平だ、というものである。本節の残りでは第一の理由を、次の第3節では第二の理由を考える。

第一の理由から始めよう。第一の理由は、最大化するべき善の概念について、救命数最大化とは異なった目的に基づいている。救命数最大化が救命数を目的としていたのに対し、この立場が最大化すべきと考える善ないし目的とは、生存年数である。生存年数を最大化すべきという考えを「生存年数最大化」と呼ぶことにしよう[4]。

生存年数最大化は、死を研究する哲学において最も有力な学説、「喪失説」（deprivation view）に関わっている[5]。死は人間にとって最大の関心事であり、哲学において最も議論されてきたトピックである。まず、死の悪さの本質とは何だろうか？

Aの死を例に考えよう。まず次のごく直観的な形而上学上の前提を置こう。その前提とは、Aが死んだ瞬間からAは存在しないということである。Aの亡骸は存在し続けるが、Aはもう存在しない。現代の死の哲学では、この前提を否定する人はほぼいない[6]。Aが死んだ時点でAはもう存在しないので、死んだ時点からそれ以降の時点で死がAにとって悪いことだということはできない。死は不可避で、みんな遅かれ早かれ死ぬのだが、ある人の死は他の人の死より悪い。なぜか？　喪失説によれば、Aにとって死が悪いのは、生き続けていれば経験できたであろう幸福が死によって失われてしまったからである。Aは七〇歳といえども、救命されればあと一〇年か二〇年間、楽しいことも経験できたし自己実現から得られる幸福を味わうこともできただろう。それらの得られたかもしれない幸福を、死によって喪失してしまったのである。喪失説によれば、幸福の喪失、これが死ぬ人にとっての死の悪さの本質である。

勘のいい読者なら、次のことに気づくかもしれない。喪失説が本当に正しいなら、死ぬ人にとって死が悪いとは限らない。つまり死が死ぬ人にとって善いこともありうる。例えば、Aが強い痛みを伴う不治の病を患い、死ぬまでその苦痛から逃れられないとしよう。Aは生き続けても善いことは何も経験できず、悪いことしか経験できない。このような場合、死はAにとって善いことで悪いことではないと判断しなければならないのではないか？　喪失主義によれば、まさにそうである。喪失主義によれば、Aが生き続けても悪いことしか経験できない場合、死はAにとって善いことである。

この含意が直観的でないと思われる人もいるかもしれない。しかし喪失説によれば、そう思われるのは、死の悪さを他の現象と混同しているからだ。Aの死はAの家族や友達を悲しませるが、A以外の人たちの悲しみをAの死の悪さとすることはできない。なぜなら、もしA以外の人の悲しみがAの死の悪さに含まれるなら、他の事情が一定の場合、友人をたくさん持った人の死は、友人を一人も持たない人の死よりも悪いと判断しなければならないからだ。しかし、友人の数が人の死の悪さを決定するのはどう見てもおかしい。

それでは、死が死ぬ人にとってどのくらい悪いかは、どのようにして計測されるのか？　喪失説の多くは次のような計測法を支持する。生き続けていたら実現できていたが死んだことによって実現できなかった幸福の量、これを死ぬ人にとっての死の悪さの量とするのである。この計測法によれば、**年齢差**におけるAの場合、Aが救命後一〇年間や二〇年間で得られる幸福の量である。この計測法によれば、AとBに年齢以外の差異はないと仮定されているので、Bの死がAの死より悪いと判断される。通常、Bが救命されれば七〇年間くらいは幸福を享受する機会が与えられる。よってBの死の悪さはAの死の悪さを大きく上回る。この計測法によれば、**年齢差**においてBを救命することが正しい行為なのである。他の事情が一定のとき、死ぬ人にとっての死の悪さの程度は、救命後の生存年数によって測られる。生存年数最大化、これが**年齢差**においてBを救命すべきだという直観を正当化する倫理的理由の一つである。

救命数最大化と生存年数最大化の間には大きな違いがあるということを理解する必要がある。例として平均寿命が八〇年としよう。二〇歳のBが死ぬことで失われる生存年数は六〇年である。Bにとっての死の悪さは、五〇歳の二人が死ぬケースと同値である。なぜなら、五〇歳の人が一人死ねば三〇年の生存年齢が失われるが、五〇歳の人が二人死ねば失われた生存年数の合計が六〇年になるからだ。同様に考えれば、Bにとっての死の悪さは、六〇歳の人が三人死ぬケース、七〇歳の人が六人死ぬケース、七八歳の人が一五人死ぬケースなどとも同値である。最後のB一人を救命するか七八歳の一五人を救命するかのケースでは、救命数最大化によれば七八歳の一五人を救うことが正しいのだが、生存年数最大化によればコイン投げで決定すべきということになる。これはかなり重大な違いである。

生存年数最大化の原則に対して、主に二つの批判が存在する。第一の批判は、生存年数最大化の反直観的な含意に基づく。生存年数最大化が正しいとしたら、次の判断が含意される。**年齢差**を少し変えた別バージョンを考えよう。緊急救命室に運び込まれた患者が二〇歳と二一歳だったとしよう。他の事情が一定のとき、生存年数最大化によれば、二〇歳の患者を救うことが正しい行為である。ということは一年の違いが生死を分けることになる。年齢差が五〇年の場合、若い患者を優先することに何の躊躇のない人でも、年齢差が一年のケースで若い患者を優先することには躊躇するかもしれない。二〇歳と二一歳のケースではコイン投げで決めるべきだ、と思われるかもしれない。そうならば、生存年数最大化も喪失説も受け入れがたいということになる。

第二の批判は、生存年数最大化が含意するいわゆる「高齢者切り捨て」に向けられる。高齢者は救命されたとしても、多くの生存年数が残されているわけではない。また多くの高齢者は体力が弱まり、慢性疾患を持っていることが多い。生存年数最大化によれば、高齢者が救命されたとしても大した量の善が得られるわけではなく、高齢者が死んだとしても大して悪いことではないということになる。しかしこのような判断は、高齢者への差別、高齢者の切り捨てにほかならず、生存年数最大化は倫理的に許容されるものではない。これが第二の批判である。この第二の批判を支持する人は、**年齢差**においてコインの裏表でAを救命するかBを救命するかを判断すべきだとする。つまり救命数最大化を支持するのである。

3　救命数最大化は公平か？

年齢差においてBを救命するのが正しい行為だという直観には二つの倫理的理由があり、前節では善の最大化という理由、そしてその理由に対する倫理的批判を考察した。ではBを救命すべきだという第二の理由は何か？　第二の理由は公平性の概念に関わっている。Aは七〇歳であり、色々なことを経験するチャンスがすでに与えられてきた。勉強したり、恋愛をしたり、家庭を持ったり、海外旅行をして異文化を見聞したり、仕事でキャリアを積んだりなどなど、人生の酸いも甘いも経験する機会があった。これに対しBは弱冠二〇歳、そのチャンスがまだ与えられていない。Bを救命することは人生で自己実現をする機会という観点から見て公平であり、コイン投げで決めるのはBに対して不公平である。よってBを救命することが正しい行為で、コイン投げで決めるのは不正である。これが公平性からの理由である。そしてこの批判は生存年数最大化を支持するもう一つの理由でもある。

しかし、公平性の概念に基づいてBを救命すべきだという直観と判断は、生存年数最大化を支持しなければならないというわけではない。実を言えば、生存年数最大化とは異なる原則を支持することもできる。その原則とは「フェア・イニングス論」(fair innings argument) と呼ばれる原則である。[7] ごく普通の人が勉強をしたり、恋愛をしたり、家庭を持ったり、海外旅行をしたり、仕事でキャリアを積んだり、人生のプロジェクトを一通り経験するのに十分なライフサイクルの年数を「フェア・イニングス」(fair innings) と呼ぼう(フェア・イニングスという表現はスポーツのクリケットにちなんだ用語である)。フェア・イニングス論によれば、フェア・イニングスの期間中は年齢に関係なくすべての人を同じように扱うべきだが、フェア・イニングスの期間を超えた人に対しては低い優先順位を与えるべきである。フェア・イニングスの年数に関してはいろいろな意見があろう。ここでは暫定的に六〇年としよう。つまり、六〇歳までには人生のプロジェクトの大部分を経験するチャンスがある。もし六〇年が短すぎると思われるなら、七〇年にしても八〇年にしても一向に差し支えない。

六〇年をフェア・イニングスとするフェア・イニングス論は、**年齢差**について何を言うだろうか？　フェア・イニングス論によれば、Aはもうフェア・イニングスを超えた年齢に達しているのに対し、Bはまだフェア・イニングスの期間を終えていない。よってBの救命が優先されなければならず、Bを救命することが公平かつ正しい行為で、コイン投げで決めるのは不公平かつ不正な行為である。**年齢差**において、生存年数最大化とフェア・イニングス論は一致した判断を下すのである。

生存年数最大化とフェア・イニングス論の間に違いが現れるのは、救命措置を必要とする人がフェア・イニングス期間中に複数存在するときだ。例えば二〇歳と五〇歳の患者が救命措置を必要としているとしよう。生存年数最大化によれば、二〇歳の患者を救命することが正しい行為である。これに対しフェア・イニングス論によれば、両者ともまだフェア・イニングス期間中であるため同じように扱われなければならず、コインを投げて決めることが公平かつ正しい行為だということになる。ここに生存年数最大化とフェア・イニングス論の間に決定的な違いが見て取れる。フェア・イニングス期間中はみんな平等に、フェア・イニングス期間を超えた人にはフェア・イニングス期間中の人よりも低い優先順位を、これがフェア・イニングス論である。

フェア・イニングス論は、生存年数最大化に対する二つの批判のうち、一つの批判には応答できるのだが、もう一つの批判をかわすことができない。かわすことができるのは、救命措置を必要とする患者が二〇歳と二一歳の場合、二〇歳を救命することが正しいという生存年数最大化は反直観的だという批判である。フェア・イニングス論によれば、二〇歳と二一歳はともにフェア・イニングス期間中なのでコイン投げによって決定することが正しい行為とされる。よってフェア・イニングス論は、この批判をかわすことはできる。

しかしフェア・イニングス論は高齢者差別の批判を避けることはできない。この批判によれば、年齢差においてBを救命することが正しいと判断する原則はすべて高齢者を差別している。フェア・イニングス論がBを救命することが正しい行為だと判断する以上、こうした批判が生じても当然である。

ここで少し立ち止まろう。高齢者差別は倫理的に正当化されないのだろうか？　この問いを掲げること自体、高齢者からお叱りを受けるかもしれない。しかし哲学の問題としては十分に意味のある問いである。哲学者の仕事とは、一般に自明と思われていることをもう一度よく考えてみることだからである。実を言えば、希少な医療資源の分配というコンテキストでは、高齢者差別には倫理的に何の問題もないという考えが根強いのだ。

高齢者差別を正当化する倫理的理由とは何か？　まず差別という概念を分析しよう。差別という言葉は、その用法からして倫理的に正当化されることがありえないような行為である。パートナーを持っている人が「独身」ではありえないように、高齢者差別は「差別」である以上、倫理的に正当化することはできないと思われるかもしれない。では、**年齢差**でBを救命することは高齢者に対する差別だろうか？　倫理学における「差別」の概念とは、倫理的に考慮すべきでない要因を基に人々を違った扱いをすることである。

では、年齢は「倫理的に考慮すべき要因」だろうか？　それとも「倫理的に考慮すべき要因ではない」だろうか？　生存年数最大化やフェア・イニングス論を高齢者差別だと批判する人は、「倫理的に考慮すべき要因ではない」と言うだろう。しかし倫理学が知りたいのは、なぜ年齢は「倫理的に考慮すべき要因ではない」のかという理由である。最もポピュラーな応答は、「すべての人の命の価値は等しい」というものである。直観的にはこの返答は受け入れられるかもしれない。しかし「すべての人の命の価値は等しい」は明らかに間違っている。ヒトラーとマザー・テレサの命の価値は同じだろうか？　明らかに同じではない。なぜなら両者の間には倫理的に重要な差異があるからだ。「すべての人の命の価値は等しい」の言いたいところを正確に言うならば、「他の事情が一定のとき、すべての人の命の価値は等しい」である。「他の事情が一定のとき」を付け加えることは大きな違いを生じさせる。ヒトラーとマザー・テレサの比較の場合、他の事情が一定ではない。今私たちが考察しているのは、年齢が一定ではないので、年齢が違うときに「すべての人の命の価値は等しい」が成り立つか、これである。

年齢差でBを救命すべきだという直観、そして「高齢者差別」と批判される判断が倫理的に正当化されるという考えが存在する。[8] その考えはごく単純な事実に基づく。その事実とは、誰もが例外なく歳をとるということである。いま二〇歳のBも時が経てば七〇歳になり、そのときに**年齢差**と同じような状況に置かれるとしたら、七〇歳になったBよりも若い人の救命が優先される。つまり、誰もが例外なく同じように「差別」される可能性があるという意味で、生存年数最大化もフェア・イニングス論もすべての人に公平であり、高齢者に一貫して低い優先順位を与えることに倫理的問題は一切ない。現在の高齢者から見れば、生存年数最大化もフェア・イニングス論も受け入れがたいかもしれない。しかしそれは倫理的理由によるものではなく、現在の自分の利益を守ろうとする理由によるものであって、普遍化することはできない。これが高齢者差別は本当の差別ではないという倫理学の分析である。

フェア・イニングス論は、生存年数最大化に向けられた二つの批判をかわすことが可能である。ではフェア・イニングス論に問題はあるだろうか？　反直観的な含意がある。もう一度、フェア・イニングス期間を生まれてから六〇年と仮定して考えてみよう。六〇歳未満ならすべての人は平等に扱われるが、六〇歳以上の人は六〇歳未満の人よりも低い優先順位が与えられる。ということは、五九歳の人は二〇歳の人と同じに扱われるのに、六〇歳の人はそれよりも低い優先順位が与えられることになる。また六〇歳の人は一〇〇歳の人と同等の低い優先順位を与えられる。フェア・イニングスにバッサリと区切りをつけるほどの倫理的重要性があるのだろうか？　実を言えば、フェア・イニングス論が倫理学者に人気がないのは、フェア・イニングス論が持つこの反直観的含意が理由である。また生存年数最大化とフェア・イニングス論の二択で、多くの倫理学者が生存年数最大化を選ぶのも、この反直観的含意が理由なのである(9)。

生存年数最大化には二つの批判があった。一つは二〇歳と二一歳の救命を選択しなければならないとき、二〇歳を救命すべきだという判断が反直観的だという批判である。しかし、死についての倫理学で広く支持されている喪失説によれば、他の事情が一定の場合、二〇歳の死は二一歳の死よりも悪い。よって、喪失説を支持する人たちにとって、二〇歳と二一歳の救命に際し二〇歳を救うべきだという判断はまったく反直観的ではないということになる。もう一つの批判は、生存年数最大化は「高齢者差別」だというものであった。本節で考察したように、高齢者に一貫して低い優先順位を与えるということ自体は不公平ではなく、倫理的にまったく問題はない。よって、生存年数最大化とフェア・イニングス論の二択で言えば、生存年数最大化のほうが倫理学者のなかで圧倒的に支持されているのである。(10)

4　救命数最大化と生存年数最大化の関係

希少な医療資源の意識的分配では高齢者よりも若年者を優先することが倫理的に許容されると述べたが、これには重要な但し書きが必要である。そしてこの但し書きを理解することで、救命数最大化と生存年数最大化をどのように使い分けるかがわかってくる。

その但し書きとは何か？　それは、希少な医療資源の分配で若年層を高齢者よりも優先すること自体に倫理的な問題はないが、倫理的な悪影響が発生することが容易に予想できるため、その悪影響を最小化するよう細心の注意が払われなければならない、というものである。この但し書きに十分留意するなら、次のことが推論される。若年者優先の悪影響を最小化するには、生存年数最大化を適用する領域をなるべく少なくし、救命数最大化を基本原則とすべきである。

生存年数最大化が若年層を優先することから生じる悪影響とは何なのかを、一〇〇歳の高齢者の死を例にとって説明しよう。救命数最大化によれば、一〇〇歳の死と二〇歳の死を区別するものはなく、二〇歳の死が一〇〇歳の死よりも悪いということもない。これに対し救命年数最大化によれば、そしてその理論的支柱である喪失説によれば、一〇〇歳の死が悪いことに違いないが、全体から見れば取るに足らない悪でしかない。というのは、一〇〇歳の高齢者はどのみちもうすぐ死ぬのであり、その残されたわずかな期間に享受できる善の量がわずかだからである。前述のように、この判断自体に倫理的な問題はない。反直観的かもしれないが、それが推論される含意なのである。

しかしこの含意には、容易に予測できる悪影響がある。その悪影響とは、高齢者の死はさほど悪くないから、高齢者の生命と生活の質などもうどうなってもいい、という考えが広まることである。論理的に考えれば、高齢者の死は全体から見ればさほど重大ではないという判断から、高齢者の生命と生活の質はどうなってもいいという判断を導くことはできない。生存年数最大化にしても喪失説にしても、高齢者の生命がどうなってもいいという含意はない。「高齢者の死はさほど悪くない」と「高齢者の生命などもうどうなってもいい」は論理的に無関係である。ただ、「高齢者の死はさほど悪くない」から「高齢者の生命などもうどうなってもいい」を早合点する人たちが出てくることは容易に予想できる。倫理的に問題のある悪影響とは、「高齢者の生命などもうどうなってもいい」と早合点する人々が高齢者の生活の質をなおざりにする状況のことである。より具体的には、高齢者への虐待やネグレクト、高齢者医療および高齢者施設の予算削減、介護士の労働条件悪化などである。一つしかない人工呼吸器を一〇〇歳の患者ではなく二〇歳の患者に与えるべきだという判断と、高齢者と介護士を不衛生かつ劣悪な環境に押し留めておいてよいという考えとは、まったく無関係なのである。

倫理学において人間の厚生は最も根本的な理論的基礎概念なので、生きている人間の厚生を軽視してよいなどと主張する倫理理論は存在しないと断言していい。しかし現実には高齢者の厚生が悪化する事例が世界の至るところで既に起きてしまっている。例えばカナダのケベック州は、北米では社会保障制度が充実していると思われていたが、二〇二〇年の新型コロナウイルス感染症パンデミックの中、高齢者施設の劣悪な状況がショッキングな形で明らかになった。市中で感染が拡大すると、介護職員が勤務を拒否し、介護を必要とする入所者はなんのサービスも受けられずに放置された。その結果、入所者が食事を与えられず、糞尿にまみれ、亡くなったまま放置されているのが複数の高齢者介護施設で発見されたのである。介護職員は低賃金の不定期雇用で、その多くは貧しい（そして往々にして公衆衛生サービスが行き届かない）移民街から通勤する労働者であり、個人防護具なども施設にはなかった。入所者の中に新型コロナウイルスに感染し亡くなる人が出てくると、これらの介護職員は勤務を拒否した。介護職員にとって、この判断は合理的である。なぜなら、個人防護具も与えられず、低賃金でいつクビを切られるかわからない、そのような労働条件なのにウイルス感染というリスクを冒してまで出勤するのは介護職員にとって理屈に合わない。この結果、コロナ禍初期にケベック州だけで一万人の介護職員が不足し、カナダ連邦軍の兵士が介護施設の日常業務を行うことになった。程度の差こそあれ、このようなエピソードは世界中にあり、その背景には高齢者の厚生の軽視と、それによる予算の削減がある。

ここで真剣に考えておく必要があるのは、生存年数最大化の原則が高齢者の厚生軽視という風潮の醸成に加担しかねないという危険性である。生存年数最大化が深刻な悪影響を誘発してしまうということが容易に予測できるのだから、生存年数最大化の適用範囲については慎重にならなければならない。そこで、次のような結論が正当化できる。パンデミック対策は救命数最大化を基本としつつ、ごく限られた範囲で生存年数最大化を適用すべきである。この原則は、多くの異なった倫理理論によって支持されるし、異なる直観を整合的に反映することができる。よって、この原則はパンデミック対策の倫理的大枠として十分に説得力がある。

希少医療資源の分配における公平性の概念をもう少し踏み込んで分析しよう。**年齢差**から続けてきた分析は、希少医療資源の中でもある特定の種類の資源に関わっていた。**年齢差**ではAとBはすでに罹患しており、医療資源を受けない限り死んでしまうと前提されていた。つまり、**年齢差**において公平性が対象にしている善は救命措置であり、「特定の種類」の医療資源とは救命治療に関わる資源である。そしてこの場合には、公平性の概念に基づいて若年者の優先が支持されると分析した。しかし公平性が対象にする善が救命措置でない場合はどうだろうか？　次の思考実験を考えよう。

ワクチン：新型インフルエンザが急速に蔓延しつつある中で、A*とB*がワクチン接種を希望している。二人ともまだインフルエンザに感染していない。ワクチンは不足していて、どちらか一人にしか接種することができない。A*は七〇歳、B*は二〇歳である。他の事情は一定とする。A*とB*、どちらにワクチンを接種すべきか？

ここで分配される医療資源はワクチンである。ワクチンはインフルエンザに感染し重症化するリスクをコントロールしてくれる。つまり**ワクチン**の善とは、救命措置ではなく重症化リスクの回避である。インフルエンザの一般的特徴は、高齢な罹患者は重症化するリスクが高く、インフルエンザによる死者の多くは高齢者であるということである。では**ワクチン**でA^*とB^*どちらにワクチンを接種すべきか?

多くの人の直観は「A^*に接種すべきだ」だろう。つまり高齢者というリスクグループに属するA^*をリスクから守ろうという直観である。B^*も感染すれば重症化する可能性はある。しかしA^*のリスクとB^*のリスクは大きく違い、その違いはそれぞれの年齢に起因する。そしてリスクの違いこそがA^*にワクチンを接種すべきだという直観につながる。

A^*にワクチンを接種すべきだという直観は、二つの倫理的理由によって正当化することが可能である。第一は、A^*にワクチン接種することが「期待される善」(expected good)を最大化するという理由である。ワクチンを接種しない場合でも、高齢者のA^*は結果的にインフルエンザに感染しないかもしれないし、感染したとしても重症化しないかもしれない。また若いB^*が感染して死に至るかもしれない。誰にワクチンを接種するかを決定する時点では、実際の帰結を確実に知ることは不可能である。完全に不確実な場合、つまりA^*やB^*のような人たちがワクチンを受けない場合に重症化する大雑把な確率さえ知られていないときには、A^*やB^*の違いがわからないので、コインの裏表で決めるしかないだろう。しかしインフルエンザの重症化に関する過去の事例から推論できることがあれば、それを考慮に入れることによって完全な不確実な状況から「期待される善」の最大化を考えることができる。つまり、高齢者などのリスクグループに属する人たちにワクチンを優先することで、救命数が最大化されると期待される。

第二の理由は公平性である。A*はインフルエンザに感染すれば重症化するリスクが比較的高いグループに属しているのに対し、B*はインフルエンザに感染しても重症化するリスクが比較的低いグループに属している。よって重症化リスクを回避するという善に対し、A*はB*よりも比較的強い理由を有している。よってA*の理由をより満たすことが公平に適う。つまりA*にワクチン接種を優先することが公平で正しい行為である。

このように**ワクチン**では高齢者のA*にワクチン接種をすることが、期待される救命数最大化という観点からも公平性の観点からも正当化される。ここで留意すべきは、**年齢差**では若いBの救命をすることも公平性の観点から正当化されたということである。公平性という概念は、**年齢差**では若年者を優先した（高齢者を差別した）のに対し、**ワクチン**では高齢者を優先した（若年者を差別した）のである。ここに公平性の概念の特徴、そして公平性という概念を用いるときに注意しなければならないことがある。それは、分配する善の特徴によって公平概念の適用法が変わってくるということだ。**年齢差**のようにすでに罹患している状態で「救命治療」が善である場合、高齢者より若年者を優先することが公平性の観点から正当化される。ワクチンのようにまだ治療を必要としていない状態で「リスク回避」が善である場合、より一般的には「予防」の場合、高齢者などのリスクグループを優先することが公平性の観点から正当化される。一見して「高齢者差別」と思われる判断も、善の特長に注目することによって「高齢者優遇」にもなりうる。それが公平性の特徴であり、注意すべき点でもある。

5　透明性の原理

本章の冒頭で公平性の概念を説明した際、公平・不公平は複数の個人間でのみ発生すると述べた。この点は自明のようだが、強調するに値する。なぜなら公平性を実践するには、第三の原則である「透明性」が要請されるからである。(11)

一般的に言って、行為や判断は公平なだけではだめで、公平だと見られなければならない。たとえ公平に資源が分配されたとしても、その資源を欲しがっていた人たちそれぞれが実際に公平に扱われたと思えなければ、資源を実際に受け取った人、その配分を決めたルールとプロセス、そしてルールを適用する制度とメカニズム、資源を分配した人の立場などに疑義が生じ、不信感や不満、怒りなどが増幅するだろう。そうすると、パンデミック対策だとか倫理指針だとか言っている場合ではないどころか、社会制度の基盤さえもが崩れてしまう。

例を考えよう。一〇人の人が分割不可能な財を欲しているとしよう。その財は分割不可能なので、一〇人の中で一人しか得ることができない。一〇人それぞれはその財を取得することに対して同じ理由を有しており、一〇人の間には倫理的に有意な差異は存在しない。これら一〇人の人たちはお互いから完全に孤立しており、他の人たちの情報を知ることはできない。このような状況のとき、あなたが財を分配する立場にあったとしたら、正しい行為はくじで一人を選ぶことであろう。そうすることが公平である。ここまでについて反論する人はいないだろう。

ここから二つのシナリオを考えよう。第一のシナリオは「当選の発表は商品の発送をもって代えさせていただきます」である。財の分配者は、一〇人の名前が書かれた一〇個のボールを箱の中に入れ、目隠しをした上で一個のボールを取り出して当選者に財を郵送する。当選者は財を受け取った時点でくじに当たったということだけを知り、それ以外の九人は期日までに財が郵送されてこなかったという事実によって当選しなかったことを知る。このシナリオでは一〇人それぞれの人は何人がその財を欲していたのかを知らず、そのためくじに当たる確率も知ることができない。また誰がどのようなくじで決定したのかも知ることはできない。第二のシナリオは第一のシナリオと一点を除いて同じ状況で、唯一の違いは一〇人が一箇所に集まり、財の分配者による抽選を一〇人の目の前で決める点だけである。一〇人が実際に集まることで、何人の人が抽選に参加したのか、自分が当選する確率はどのくらいなのか、どのようなくじが使われたか、だれがくじを引いたのか、などの情報を得ることができる。

　第一のシナリオも第二のシナリオも公平であることに変わりはない。しかし第二のシナリオは第一のシナリオに比べより公平に見える。それは第二のシナリオには財分配の意思決定過程に関する透明性があるからである。第一のシナリオが第二のシナリオと同じくらい公平であると見られるには、財の分配者が抽選をきちんとやってくれるだろうという全幅の信頼がなければならない。しかし会ったこともない人に全幅の信頼を持てと言われても、できるはずはない。分配される財が、健康や命に関わるものであればなおさらである。よって公平性それ自体が倫理的に重要だということに加えて、公平だと見られることが重要である。そして公平と見られるには、意思決定の透明性が欠かせないのである。

　第一のシナリオに欠けているのはこの透明性である。一〇人がくじの現場に来られない場合や、一〇人の中に当該の財を欲していることを他の人に知られたくない人がいる場合などもあるだろう。そのような場合、疑義を挟む余地がなくなるよう最大限の透明性を確保することが必要である。例えば、くじを実際に引く人は一〇人の誰とも利害関係がないこと、何人の人が抽選に参加し何人の人が財を受け取るか、いつどこで抽選が行われるか、立会人はいるか、これらの情報はどこに行けば得られるのか、といったことがすべての人に明らかにされなければならない。

公平と見られることから要請される透明性の概念を一般化しよう。透明性を担保するには四つの要素を考える必要がある。第一は情報公開（publicity）である。パンデミック対策で何が行われるのか、どうやって意思決定が行われるのか、どのくらいの医療資源が確保されどのくらいの需要があるのかなど、パンデミック対策の情報と意思決定は公にされなければならない。情報の公開が徹底されないと、パンデミック対策に対する不信感が増幅してしまうだろう。多くの国ではパンデミック対応計画は公開されているか法律で明示されている。しかし公開されるだけではなく、感染の急拡大の兆しがある時点でパンデミック対応計画の存在を多くの人にわかりやすく知らせておくことが重要である。

第二は妥当性（reasonableness）である。パンデミック対応策に関する意思決定と措置は、その疫学的、医学的、そして倫理的理由を伴っていなければならない。そしてそれらの理由は広く公開されなければならない。公聴会や討論会などを通じて理解と信頼を醸成する必要がある。

第三は改訂手続き（revision procedures）である。新型インフルエンザや新型コロナウイルス感染症は未知の要素が多く、事態が進展するにつれて新たな知見が内外から刻々と報告されてくる。それにともなってパンデミック対応策もより具体的、より即応的に改定される必要性が生じることが予測される。パンデミック対応策は新しい科学的および疫学的エビデンスに照らして改訂することが可能であるということが広く知られなければならない。対応策が改訂されるときには医学的・疫学的理由に基づいて改訂されるのか、それとも倫理的もしくは政治的理由に基づいて改定されるのかが明確に示される必要がある。

第四は規範遵守の監督（compliance regulations）である。パンデミック対応策でとる措置、政策、基準、手続きなどにおいて公平性が遵守されていることが確認されなければならない。そのためパンデミック対策における公平性遵守を監督する責任者が明確に指定されなければならない。

6 結論

第一章では救命数最大化は誰もが受け入れられる大枠の原則であると結論したが、人工呼吸器やＩＣＵの病床などの救命措置に関わる医療資源の分配では生存年数最大化が公平性の観点から倫理的に正当化される。しかし、高齢者の厚生軽視という倫理上許されない風潮を抑制するためにも、生存年数最大化は極めて抑制的に使われなければならない。公平性は、意思決定の透明性が確保されない限り実現することはできない。よって意思決定の透明性を確保するよう最大限の対策がとられなければならない。

補論　「命の選別」について

本章では、救命数最大化から一歩踏み込んで生存年数最大化が倫理的に擁護しうるかを考察した。生存年数最大化では若年者が優先され高齢者に対して不利益があるものの、これは公平性の観点から擁護できると結論した。しかし生存年数最大化の擁護は、政治的な反発を招くことが予想される。一種の「命の選別」を許容することになるからである。救命数最大化は医療資源を必要とする人たちの属性（年齢、性別、人種など）を医療上の理由（治療リスク、治療時間など）を除いてすべて無視する。これに対し、生存年数最大化は年齢という個人の属性を考慮に入れる。つまり、生存年数最大化は年齢による「命の選別」を許容するのである。

「命の選別」という言葉を使うやいなや、次のような批判が出てくる。「命の選別」は平等のはずである人々の命に優劣をつけることになり、生産性が低いと思われている人々、例えば障がい者などの命は価値のないものとされ、究極的には生産性が低いと見なされている人たちが殺されることを許容・奨励するだろう。よって「命の選別」をするあらゆるルールは否定されるべきで、倫理的に許容されるべきものではない。――このような批判は生存年数最大化に当てはまるだろうか？

結論から言えば、当てはまらない。理由は単純で、この批判は非論理的だからである。生存年数最大化が一種の、つまり年齢による「命の選別」をするのは明らかだ。しかし、生存年数最大化は他の属性、例えば障がいによる「命の選別」が許容されるとは一言も言っていない。生存年数最大化と、障がい者への差別・軽視とはまったく別の問題である。「命の選別」批判の論理的誤謬を示すために次の例を考えよう。

A. 私は巨人ファンだ。
B. 私はプロ野球ファンだ。
C. 私は阪神ファンだ。

これら三つの命題の論理的関係に注目しよう。BはAから導き出せる。しかしCはAからもBからも導き出すことはできない。「命の選別」批判もこのような非論理的な推論に基づいている。障がいなど、年齢以外の属性による「命の選別」を生存年数最大化から導き出すことができないのは明白だろう。生存年数最大化が考慮する属性は年齢であり、それ以外の属性による「命の選別」を呼び込むことはない。「命の選別」を一種でも認めれば雪崩を打って倫理が崩壊すると危惧するのは、心情としては理解できるが論理的ではない。パンデミックのような非常事態にあっては、公平性を保ちながら論理的に対応するための倫理指針こそが求められているのである。

第三章　パンデミック下の医療資源の分配

1　パンデミック対応策の倫理指針は誰を対象にしているか？

第一章と第二章を通じて、新型インフルエンザや新型コロナウイルス感染症のパンデミック対応策における基本的な倫理原則は救命数最大化で、先着順やくじ引きなどランダムに優先順位を付ける方法と生存年数最大化はごく限られた場合にだけ使われるべきだと論じた。この第三章と次の第四章では、この大まかな倫理的方針が実際の文脈でどのように適用されるか、そしてどのような点に留意すべきかを明らかにしたい。

第三章と第四章は、新型インフルエンザと新型コロナウイルス感染症のパンデミック全般の文脈を考察するという点で、第一章と第二章の分析に比べると少し具体的である。しかし、ある特定の感染症の文脈や特定の国に関心を絞っているわけではなく、あくまで将来起こりうる新型インフルエンザと新型コロナウイルス感染症全般に備えた分析であるという点では、一般的かつ抽象的である。よって、二〇二〇年から猛威を奮っている新型コロナウイルス感染症（COVID-19）などの特定の感染症や特定の国にそのまま当てはまるとは限らない。

本章では個別の希少医療資源の分配について考察する。次の第四章では医療資源分配以外の対策について考察する。はしがきでも述べたように、第三章と第四章の内容は二〇〇五年に私が参加したワーキンググループがWHOのために作成した報告書に基づいている。[1]しかし、その報告書の翻訳ではないし、WHOやワーキンググループの見解を代表しているわけでもない。報告書作成の過程で現れたコンセンサスや意見の不一致、特に留意した事柄など報告書には示されなかったことも、私の解釈を通じて表現する。

まずWHOで私たちがパンデミック対応策の倫理指針を作成する際に念頭に置いた一般的な点を示しておこう。

第一に、指針は簡素でわかりやすくあるべきである。細々した部分まで詳細に倫理的考察をすれば厳密にはなるのだが、大枠のメッセージが伝わりにくくなってしまう。よって厳密さを犠牲にしても簡素さとわかりやすさが求められる。

第二に、倫理指針の一般性・具体性のレベルは指針が誰を対象にしているかによって大きく異なる。WHOの倫理指針はWHOの全加盟国を対象としているが、WHO加盟国の間には医療制度や公衆衛生インフラストラクチャー、法制度などさまざまな点で大きな違いが存在する。アメリカのように医療保険に加盟していない（できない）人が多くいる国、ヨーロッパの国々のように医療サービスの多くが公的医療保険によって提供されている国、スウェーデンのように国民の移動を制限することが伝統的にも憲法上もできない国、医療システムそのものが極めて脆弱な発展途上国、日本のように保健所という公衆衛生サービス網が存在する国など、WHO加盟国には重要な違いがある。このような現実の中、WHO加盟国すべてに適用される倫理指針を作成するということは、WHO加盟国それぞれの個別の現状に対処しきれないケースや、倫理指針をそのまま適用することが適当ではないケースも出てくる。すべての加盟国や地域に画一的に当てはまる指針など存在するはずがない。WHOの倫理指針を日本に当てはめることが適当ではないケースがあっても、それを理由にWHOの倫理指針を批判するのは的はずれである(2)。

さて、医療資源にはいろいろな種類があり、その特性によって分配の方法が異なる。本章では三種類の医療資源の分配を分析する。第一の種類は救命措置に関わる資源である。

人工呼吸器、人工肺、ＩＣＵの病床、これらの医療資源はすでに罹患し重症化した患者の救命措置に関わっている。第二の種類はワクチンであり、第三の種類は抗ウイルス薬である。

2　誰に人工呼吸器を優先するか？

新型インフルエンザや新型コロナウイルス感染症のパンデミックが発生すると、大人数の患者が重症化することで人工呼吸器などの集中治療を必要とすることが予想される。また、集中治療が必要になるほど重症化した患者が一日や二日で集中治療室から出られるまで病状が改善することはほとんどない。例えば二〇〇二年から二〇〇三年に世界的に流行したＳＡＲＳの場合、トロントにおける集中治療室での治療日数は平均一〇・五日であった(3)。集中治療室や隔離病棟などでベッド数が極度に不足する事態が発生するが、それでも毎日新しい患者が運び込まれて来る。よって、平時になら十分対応できる医療ニーズであっても、パンデミック下では医療ニーズすべてに対応することができなくなる。

すべての患者に治療を施せないときに患者の治療の優先順位を決定する手続きとして、「トリアージ」（triage）がよく知られている。トリアージの実情は状況によってかなり違う。日本で最も身近なのは「院内トリアージ」である。感染症パンデミックの場合ではなく平時の病院で救急外来に運び込まれる多種多様な症状の患者について、先着順ではなく緊急性によって治療順位を決定する手続きである。しかし人々に最も強烈な印象を残すのが、地震や大規模事故などの災害時に行われる傷病者に対するトリアージであろう。災害時のトリアージはすでに広く認知されており、傷病者の優先順位の付け方、優先順位のカテゴリー、具体的な手順などについてＳＴＡＲＴ方式という手法が存在し広く用いられている。

感染症パンデミック時の医療資源の分配は災害時のトリアージとかなり異なる。感染症パンデミック時の医療資源分配では、分配されるべき医療資源には主に二つのタイプがある。第一のタイプは人工呼吸器や体外式膜型人工肺、ＩＣＵの病床など、重症化した患者が必要とする救命措置のために必要な医療資源である。第二のタイプは感染症対応の病院のベッド、つまり軽症患者が重症化しないよう経過観察をするとともに感染の拡大を防ぐために隔離する場所である。

これら二つのタイプの資源は希少性の度合いと性質がかなり違う。人工呼吸器の数や人工呼吸器を扱う技術と経験を持った医療従事者を短期間で倍増することはできない。これに対し軽症者のベッドは、ホテルを借り上げたり体育館などの大きな施設を臨時病床にしたりすることで、比較的短期間に病床数を拡大することが可能である。臨時隔離施設の病床を増やしてもなお隔離病床の数が足りない場合は、軽症者に対して自宅で自己隔離を要請することも可能である。つまり人工呼吸器の希少性は強固なのに対し、軽症者のベッドの希少性には柔軟性の余地がある。また人工呼吸器の分配が生死の問題に直結するのに対し、隔離病棟の病床の分配では患者の症状はそこまで切迫していないため、希少性の深刻さという点でも二つのタイプの資源はかなり違っている。

人工呼吸器やＩＣＵでの治療を必要とするような重症化した患者以外の患者には、大きく分けて二つタイプが考えられる。第一のタイプは解熱鎮痛薬の投与、点滴静脈注射、低酸素血症の管理、投薬による気管支痙攣の管理、酸素吸入などの医療介入を必要とする患者で、これらの患者は軽症な患者より優先して病院のベッドが分配される。第二のタイプは直接の医療介入をすぐに必要としないが経過を観察し隔離しなければならない患者で、このタイプの患者は次に優先して分配される。感染が確認されたが無症状や軽症な患者は、ベッドの供給の度合いによって、ホテルなどの臨時隔離施設や自宅で療養・隔離措置をとることもできる。このようなベッドの分配方法は、直観的にも倫理的にも特に問題ない。

次に人工呼吸器や体外式膜型人工肺（Ecmo）、ＩＣＵ病床などの分配に移ろう。以下では人工呼吸器を例にとるが、まったく同じことが体外式膜型人工肺やＩＣＵ病床などにも当てはまる。

人工呼吸器の分配の第一段階は、人工呼吸器が絶対的に必要ではない患者を除外することである。人工呼吸器以外の代替措置がある患者、また人工呼吸器をつけても生存の可能性がほぼない患者は、人工呼吸器の分配の対象範囲から除外される。

第二段階は、救命数最大化を目的としてトリアージ基準を用意することである。[4] このトリアージ基準は治療に関わる医学的観点から決定される。つまり、救命数最大化という目的は倫理的観点から設定されるのだが、その手続きの基準は純粋に医学的な観点から設定される。トリアージ基準を準備する際に重要なのは、人工呼吸器の希少性が大きく変化する可能性、それに伴って救命数最大化に必要なトリアージ基準も変化する可能性を考慮しておくことである。パンデミックの初期や終息期とパンデミックのピーク期では希少性の度合いは大きく違う。人工呼吸器が一〇台ある病院に人工呼吸器を絶対的に必要とする患者が一五人いる状況と三〇人いる状況を比べよう。これら二つの状況では逼迫の度合いは違う。それに伴ってトリアージ基準も違ってくる。つまり人工呼吸器を必要とする患者が一五人いる状況に比べ三〇人いる状況では、トリアージ基準が患者をより絞り込むものにならざるをえない。よって人工呼吸器のトリアージ基準は、逼迫度やパンデミックの段階によって「複数階層」（tiers）準備しておく必要がある。例えば人工呼吸器一〇台（ＩＣＵ

ベッド一〇床）に対して一五人の患者がいる状況では「ティア1」のトリアージ基準、二五人以上の患者が見込まれる状況になればより絞り込んだ「ティア2」のトリアージ基準、五〇人以上の患者が見込まれる状況になればさらに絞り込んだ「ティア3」のトリアージ基準などといったようにパンデミックの段階と重症化患者の推移に応じて複数のトリアージ基準をプロトコルとして用意しておく必要がある。

この第二段階では、救命数最大化という大雑把な基本原則が実際にどのようなものかがはっきりしてくる。人工呼吸器やＩＣＵ病床といった生死に関わる資源の具体的な分配問題において、救命数最大化はトリアージ基準について次の二つの要素によって作成される。一つは重篤な状態を脱し生存する可能性の高さ、もう一つは人工呼吸器を必要とする期間である。つまり、現在は重篤で人工呼吸器などの介入を必要としているが、人工呼吸器が装着されれば回復する可能性が高い患者に対しては高い優先順位を、可能性が低い患者に対しては低い優先順位を与える。その次に、人工呼吸器の介入を長い期間必要にしないと考えられる患者には高い優先順位を、長い期間の介入を必要とすると考えられる患者には低い優先順位を与える。

これら二つの要因だけがトリアージ基準の決定要因になるのである。ということはそれ以外の要因は考慮されないということだ。例えば患者Ａは重症化してから丸一日人工呼吸器の空きを待っているとしよう。そこに重症患者Bが入院し、人工呼吸器が装着されればAよりも回復する可能性が高い、もしくはAよりも短期間に回復する可能性が高いと判断されたとしよう。この場合、AがBよりも前に入院したとか、人工呼吸器の空きを待っている期間が長いとかという事実に関係なく、Bに優先的に人工呼吸器が装着される。救命数最大化は先着順や待ち時間を考慮しないのである。(5)

待ち時間を考慮しないことはAにとって不公平だろうか？　結論から言えば不公平ではない。AがBより前に重症化したこと、そしてAがBより前に入院していたこと、これらはAやBが選択した結果ではなく、倫理的に恣意的な偶然によって決定されたことである。よって、Aの待ち時間がBより長いという事実をもってAが人工呼吸器に優先的に装着される倫理的理由が存在するとは言えないし、救命数最大化に基づいてBが優先されたとしても、Aの権利が侵されたとか不公平に扱われたということはない。逆に第一章でも述べたように、先着順は不公平な場合もある。

本節ではここまで、救命数最大化を基本原則とすれば、生存の可能性と人工呼吸器を必要としなくなるまでに回復するのにかかる時間という二つの要素によって人工呼吸器装着のトリアージ基準が作成されるとした。しかし、第二章では救命数最大化から一歩進んで、生存年数最大化を採用することも倫理的には許容されると示した。

それでは、人工呼吸器やＩＣＵ病床のトリアージ基準を生存年数最大化に基づいて作成するべきだろうか？

第二章で示したように、生存年数最大化を採用することから発生する倫理的コストは高齢者差別という不満である。確かに救命数最大化と生存年数最大化は倫理理論的には重要な違いがあるのだが、現実には大きな違いは生じない。というのも回復の可能性と回復するのにかかる時間という二つの要素は、絶対的にではないが往々にして高齢者の重症患者に低い優先順位を与えることになるからである。高齢者は慢性的な基礎疾患を持っていることが多く、また体力や免疫力が低下していることが多い。よって高齢者は、いったん重症化すると回復するのに時間がかかることが多く、回復する確率も相対的に低くなる。よって意図的ではないものの、現実には救命数最大化は往々にして高齢者に低い優先順位を与えることになる傾向にあり、そのため生存年数最大化と実質的には同じ分配をすることになるのである。実質的な違いは、生存年数最大化を採用すれば例外なく高齢者よりも若年者を優先することになるが、救命数最大化を採用すれば場合によっては若年者よりも高齢者を優先することがありうるという点である。

この現実の含意を踏まえた上で、救命数最大化と生存年数最大化のどちらを採用すべきだろうか？　一つの考え方は、どちらの原則を採用しても実際には大差がないのだから、高齢者差別という不満が生じがちな生存年数最大化を避けて救命数最大化を採用し、面倒な倫理的問答を避けたいというものである。別の考え方は、どちらの原則を採用しても実際には高齢者の優先順位は低いのだから、「事なかれ主義」で救命数最大化を採用するのでなく、ここは潔く生存年数最大化を採用すると明確に宣言することで高齢者差別という論理的帰結を真正面から認め、いわゆる高齢者差別は実は不公平ではないと理解を求めるというものである。

どちらの最大化原理を採用するにしても、二つの倫理的に重要な例外の可能性を強調しておきたい。一つ目の例外は障がいを持った重症者である。障がいの種類にもよるが、ある種の障がいを持った人は呼吸器に問題があったり免疫力が低下していたりして、新型インフルエンザや新型コロナウイルス感染症が重症化したときに健常者の重症者よりも深刻かつ緊急な状態に陥りやすい。また健常者よりも人工呼吸器やＩＣＵ病床を長い時間必要とするかもしれない。例外を設けずに通常通りの基準で判断した場合には、救命数最大化と生存年数最大化、どちらをとってもこの種の障がい者に低い優先順位を与えることになる。しかしこうした障がい者は自ら選択して障がいを持っているわけではないので、健常者の重症者より多くの医療資源を必要とするかもしれないという事実に対して責任を負うものではない。たとえ健常者の重症者に比べて多くの医療資源を必要とするかもしれなくても、障がい者の重症者に健常者の重症者より低い優先順位をつけることはその障がい者に対し不公平で、そのため不正な行為である。したがって、健常者の重症者と同じ優先順位とするべきである。

第二の例外は、第一章第7節で指摘したように、医療従事者である。後で述べるようにワクチンの分配においては医療従事者に最も高い優先順位を与えるということが広く受け入れられているのだが、人工呼吸器やＩＣＵ病床などの治療に関わる資源の分配においても医療従事者に高い優先順位を与えることは広く共有されていない。重症化した医療従事者が回復し治療の最前線に復帰すれば、救命数や生存年数の最大化に資する。よって医療従事者への優先的分配は救命数最大化や生存年数最大化によって正当化される。また、医療従事者の優先は公平性の観点からも要請される。医療従事者はウイルス感染リスクを負いながら業務に従事しなければならず、ウイルスに感染し治療が必要な場合に高い優先順位が与えられなければ、医療従事者は不公平な負担を強いられていることになる。よって医療従事者を優先することは公平性の観点からも正当化される。

ここで注意すべきは第一の例外と第二の例外の違いである。第一の例外では障がい者は健常者と同じ優先順位を与えられるべきと言っているのであって、障がい者を優先すべきと言っているわけではない。これに対し、第二の例外は医療従事者を優先すべきだとしている。

3　他の重症者を救うために人工呼吸器を外すべきか？

人工呼吸器やＩＣＵ病床などの分配において、救命数最大化や生存年数最大化は抽象的な提案としては直観的かつ倫理的にも支持しやすいのだが、実際には医療資源の「再分配」という心理的にはつらい行為を含意する。(6) 医療資源の再分配とは、救命数もしくは生存年数を最大化するために快方が見込まれない患者から人工呼吸器を外し、その人工呼吸器を生存の見込みがより高い他の重症者に装着することである。重症者から人工呼吸器を外すということは、多くの場合その患者がじきに死ぬことを意味する。患者の死が合理的に予見できる中で、他の患者の命を救うために、そのためだけに、人工呼吸器を意図的に外すという行為である。もちろん人工呼吸器を外された重症者には、終末期の緩和ケアなどが施される。

救命数最大化によれば、再分配は倫理的に許容されるだけではない。むしろ、再分配は倫理的に正しい行為で、再分配をしないという選択肢は倫理的に不正である。なぜなら、生存の見込みが極めて低い患者に希少な人工呼吸器を繋げておくことによって、より見込みのある患者の生命をみすみす失わせることになるからである。救命できる見込みが高いがまだ人工呼吸器に繋がれていない患者は、一時間でも早く人工呼吸器が繋がれることで生存の可能性が高くなる。逆を言えば、人工呼吸器にすでに繋がれているのに回復の見込みがない患者がその人工呼吸器を使い続ければ使い続けるほど、見込みのある患者の生存の可能性が小さくなってしまう。それゆえ救命数最大化によれば、見込みがないとはいえまだ死んでいない患者から人工呼吸器を外して命を失わせることは、他に見込みがある患者が人工呼吸器を必要としているという理由だけによって、正しい行為なのである。

普段の状況なら、患者が死ぬまで最善の努力をしろと言われている医療従事者にとって、人工呼吸器を外す行為は心理的に受け入れがたい行為だろうし、意図的に人工呼吸器を外すという行為は殺人にほかならないと考える人もいるだろう。人工呼吸器を他の患者のために外すという医療資源の再分配は、救命数最大化にどのくらい真剣にコミットできるかを試される場なのである。

先に、救命数最大化を否定する倫理学者は存在しないと述べた。しかし、救命数最大化が論理的に含意するこうした再分配が、現実に受け入れられるかどうかは明らかではない。そこには二つの理由がある。

第一の理由は社会や習慣の問題である。二〇〇六年のＷＨＯワーキンググループでの議論の一部を例として紹介しよう。救命数最大化が再分配を論理的に含意すると説明したとき、WHOのある地域事務局のメンバーが次のような困難を指摘した。彼の地域事務局の管轄地域では、治療をいったん始めたら死ぬ前にその治療を停止することは理由の如何に関係なく許されることではない。その地域では医療従事者は患者が息を引き取るまで最善の努力をすることが期待され、もし他の患者のためだけに医療措置が停止されたなら、患者の家族が病院を武力で攻撃するだろう。そのWHOメンバーの管轄地域では、救命数最大化という抽象的な考えは賛成されるだろうが、救命数最大化が論理的に含意することについては強い抵抗があるだろうとのことだった。その地域では、救命数最大化には人工呼吸器の再分配を除外するという但し書きが必要で、その但し書きは倫理的理由ではなく地域の慣習が要請するのである。

第二の理由は倫理学の大問題の一つに関わっている。それは作為と不作為の倫理的な違いという、倫理学にはいつでもつきまとう大問題である。この問題には二つの立場がある。第一の立場によれば、見込みのない患者から人工呼吸器を意図的に外したらその患者が死ぬであろうと予見されるにも関わらず、その患者から人工呼吸器を実際に外すという行為、つまり患者を死なせる行為は、その患者の首を絞めて殺害することと倫理的にまったく違いがない。もし患者の首を絞めて殺害したら、その行為は倫理的に不正である。よって意図的に人工呼吸器を外して患者を死なせることも、殺人と同じように不正な行為だ。作為と無作為の間には倫理的違いがないとするこの立場によれば、人工呼吸器などの救命措置の再分配は倫理的に許される行為ではない。

第二の立場は、作為と無作為の間には倫理的な違いが存在するというものである。人工呼吸器を重症患者から外すという行為は、そうするとその患者がじきに死ぬということが予見されるにすぎず、人工呼吸器を外す行為それ自体が患者を殺害するわけではない。この立場によれば、人工呼吸器を外すことで患者を死に至らすことと殺人の間には重要な倫理的違いがあり、患者を死なせる行為は倫理的に不正ではないが、殺人は倫理的に不正である。

作為と不作為の区別は倫理理論でも現実でも非常に難しい問題で、本書で満足な回答を出せるとは思っていないし、満足のゆく分析を示すこともできない。(7) しかし感染症パンデミックにおける治療の再分配という文脈では、重要な要素が考慮されなければならない。それは感染症パンデミックの場合、他の患者のために人工呼吸器を外すという要素である。医療資源の需給が逼迫していない通常の状態では、重篤な患者から人工呼吸器を意図的に外すという行為は（その患者からそうするように要請されない限り）殺人と変わりないと見られるかもしれない。しかしパンデミック下では他の患者の命を救うため、そしてそのためだけに人工呼吸器を外す。また「他の患者」は人工呼吸器に繋がれれば生存の見込みが高く、結果として二人以上の命が救えることになるかもしれない。この要素は逼迫していない通常の状態では存在しない。そしてこの要素が考慮すべき重要な要素だからこそ、パンデミック下では人工呼吸器を外すことと殺人の間に倫理的な違いを生じさせ、治療の再分配を倫理的に許容されるものにする、ということも可能になる。

本節の結論を述べよう。救命数最大化や生存年数最大化を原則として採用する限り、パンデミック下では治療の再分配は倫理的に正しい行為である。しかし再分配を受け入れがたいと感じる人がいるだろう。その人たちは心理的・政治的理由で受け入れがたいと感じているのか、それとも救命数最大化や生存年数最大化が倫理的に正当化できない理由があるのか、どちらなのかをまず考える必要がある。もし心理的・政治的に受け入れられないなら、心理的・政治的判断が倫理的判断よりも重要だと説明する必要があるだろう。もし救命数最大化や生存年数最大化が倫理的に受け入れられない理由があるなら、倫理的な理由を明らかにして、それに代わる倫理原則を示す必要がある。いずれにしても、自明のように見える救命数最大化という原則が何を意味するかを知り、そして覚悟を持って受け入れるために、治療の再分配について広く議論し共通認識を形成しておくことが重要なのである。

4　誰にワクチン接種を優先するか？

ワクチンは、弱毒化された抗原を投与し感染症に対する免疫を獲得させることによって感染症を予防する。抗ウイルス薬や治療介入と違い、ワクチンは予防手段である。そのためワクチン接種の対象になるのはまだウイルス感染していない人たちだけであり、ウイルスに感染した人たちはワクチンを必要としない。ワクチンはワクチンを接種された人を守るだけでなく、人口の中の十分な割合の人たちにワクチンが接種されればウイルス拡大を収束に向かわせてくれる（いわゆる集団免疫の獲得につながる）。

新型インフルエンザについて言えば、ワクチンが使えるようになるのはパンデミック発生から少なくても半年近く経った後で、ワクチンの十分な効果と安全性が確認されたとしても生産力には限界があり、パンデミック下の世界的な需要を満たすほどの量のワクチンを供給することはできない。ワクチンの需要が供給を上回るとき、ワクチンの分配問題が発生する。ワクチンの分配問題とはワクチンがすべての人に接種できない場合、どのように人々の間に優先順位をつけるかという問題である。二〇二〇年の新型コロナウイルス感染症（COVID-19）の世界的流行期にはワクチンが存在しなかったため、ワクチンの分配問題は発生しなかった。しかしワクチンの分配問題は二〇〇九年の新型インフルエンザの世界的流行（H1N1、豚インフルエンザ）には多くの国で発生したし、COVID−19についても将来的に発生すると考えられている。

まだウイルスに感染していない人たちすべてにワクチンを接種できない場合、どのように優先順位をつけるべきだろうか？　この問題はパンデミックに関する倫理学で最も注目を集め、最も広く議論されているテーマである。そして疫学、倫理学、政治力、社会的影響などが複雑に絡みあうテーマであり、人工呼吸器やICU病床などの治療に関わる資源分配よりも複雑で込み入ったテーマでもある。

それでは、ワクチンを優先的に接種されるべきグループをどう選択すればいいのだろうか？　公平性と透明性が確保される範囲で救命数最大化を基本原則とするということに異論がないとしよう。すると、次の四つのカテゴリーに属したグループや個人がワクチン接種を優先する「候補」となろう。(8)

第一のカテゴリーは、ウイルスに感染したら重症化しやすい人たち、つまりリスクグループである。新型インフルエンザや新型コロナウイルス感染症の場合、代表的なリスクグループは高齢者、ぜんそくなどの気管支系の基礎疾患を持っている人たち、放射線治療により免疫力が低下しているがん患者、妊婦、場合によっては肥満の人たちも含む。これらの人たちはウイルスに感染してしまうと重症化するリスクが比較的高いので、ワクチン接種を優先することは救命数最大化の目標の観点から合理的な判断である。このリスクグループに具体的にどのような人たちが含まれるかは、救命数最大化という原則のもとで科学的に決定されるものであり、倫理学や政治が口を挟む余地はない。

ここで次の点に留意すべきである。第二章第4節でも述べたように、救命数最大化を採用するにせよ生存年数最大化を採用するにせよ、人工呼吸器やICU病床といった重症者に対する資源分配では高齢者に低い優先順位が実質的に与えられる可能性があるのに対し、ワクチンの分配では高齢者に高い優先順位が与えられるという点である。救命数最大化や生存年数最大化には高齢者を差別する面があるが、優遇する面もあるのである。

第二のカテゴリーは医療従事者である。このカテゴリーは救命数最大化という観点からも公平性という観点からも要請される。つまり医療従事者をウイルス感染から守ることは救命数最大化を目標とする上で絶対に必要であるし、医療従事者をウイルス感染防止の最大限の措置を取らずにウイルスに直接さらされる環境で働かせることは、医療従事者にとって不公平な負担を強いることである。ここで医療従事者とは医師や看護師に限定されていない。医療サービスを維持するという観点からも院内感染を防ぐという観点からも、医療サービスに直接携わる職員、つまり医療技師、病院事務員、給食職員、清掃員も含まれる。もちろん線引きは簡単ではない。病院に出入りする葬儀業者、製薬会社社員、産業廃棄物業者はどうするのか？　この第二のカテゴリーの中でも優先順位がつけられるべきで、これらの出入り業者の優先順位は医師や看護師ほど高くなくても、この第二のカテゴリーの低位に含まれるかもしれない。誰が第二のカテゴリーに入るかという線引き、また第二のカテゴリーの中での優先順位、これらは倫理的観点ではなく医学的・疫学的に決定されるべきである。

ここまでは極めて簡単で、常識的・直観的なのだが、これ以降の優先順位になると急に話が複雑になる。

第三のカテゴリーは総称して「エッセンシャルワーカー」と呼ばれる、社会の基本的機能を維持する上で必要不可欠な業務に携わっている人たちである。このごく大まかな定義だけを聞くとワクチン接種を優先すべきだと簡単に納得してしまうのだが、もう一歩踏み込んで具体的に考えてみると簡単な話でないことがわかる。

「エッセンシャルワーカー」の候補となるグループを羅列してみよう。(1)食料などの生活必需品を扱うスーパーや八百屋、コンビニエンスストアなどの店員、(2)生活必需品を運送するトラックの運転手などの物流業や卸売業の従業員、(3)薬局や訪問看護、高齢者施設などの職員、(4)バスや電車などの公共交通機関の職員、(5)消防や警察の職員、(6)ゴミ収集、ガス会社、水道会社、電力会社など公益性の高い業務をする人たち、(7)市役所や県庁、国の中央官庁の職員、(8)保育園や小中学校の職員、(9)郵便局や銀行の職員などである。これらに加え、スーパーや八百屋がエッセンシャルなら豆腐屋や酒屋はどうなのか？　宅配便がエッセンシャルならウーバー・イーツはどうなのか？　タクシーの運転手は？　携帯電話販売店の店員は？　ビルの警備員は？　建設業者は？　自動車整備工は？　と疑問は膨らみ、リストは長くなるばかりだ。そもそも「エッセンシャル」ではない職業というものがあるのだろうか？「お前たちは社会に対してエッセンシャルではない」と言うことができるだろうか？　それぞれの職業団体もウイルス接種の優先順位を高めたいだろうから、色々なチャンネルを介して政治的働きかけを強めるだろう。そして優先順位が低いグループからは不満が出るだろう。

エッセンシャルワーカーのワクチン接種を議論するということは、パンドラの箱を開けるようなものである。ではどうすればいいのだろうか？　まず、二つのことを分けて考えなければならない。第一は、エッセンシャルワーカーとそうでないグループとの間の線引きである。第二は、特定されたエッセンシャルワーカーのグループをいくつかのカテゴリーに分け、優先順位をつけることである。

これら二つを判断する上で、二つの基準を常に意識することで優先順位をわかりやすくすることができる。第一の基準は、当然のことながら救命数最大化という目的に直接関係するかどうかである。例えば高齢者施設にはリスクの高い高齢者が多数いるので、高齢者施設に直接関わっている人たちにワクチンを接種することにより、高齢者を感染から守ることが期待できる。薬局や訪問看護もそうである。第二の基準は、医療従事者や救命数最大化の目的に直接関係する人たちに強い影響を与えるかどうかである。例えば保育園や小学校の職員である。もし保育園や小学校が閉鎖されると、医療従事者や高齢者施設の職員は働きに出ることさえできなくなる。同様に電車やバスなどの公共交通機関が止まれば、医療従事者や高齢者施設の職員は通勤できないし、スーパーや八百屋が閉まれば食べることもできない。これら二つの基準は救命数最大化という究極の目的に合致しているので非常にわかりやすい基準である。よってこれら二つの基準に基づいてエッセンシャルワーカーとそうでないグループの線引き、そしてエッセンシャルワーカー内の優先順位を決定することが有益である。

不公平感を最小化するという観点からも、透明性の観点からも、優先順位を決定する際には次の二つのことが重要である。第一に、優先されるグループの数をなるべく少なくすることである。なぜなら、ワクチン接種が優先されない大多数の人たちにとって不公平感が比較的小さくて済むし、職業団体の利益誘導インセンティブをある程度コントロールすることができるからである。また、優先されるグループの数が少ないほど、人々にわかりやすい形で優先順位決定の透明性を確保しやすくなる。第二に、優先順位の決定プロセスが業界団体からの働きかけに影響されていると人々に見られないよう、政治的判断の余地を無くすことである。そのためには、政府や自治体は、疫学の専門家が科学的観点から行う助言にそのまま従うようにすることで政治的判断の余地を無くすべきである。ワクチン接種の優先順位をつけなければならないときには、人々の間には恐怖心にも似た焦燥感が少なからず存在しているはずで、業界団体のロビー活動がまかり通れば、わかりにくく、不透明で、納得いかない優先順位となる。そうなれば、政府や自治体に対する不公平感と疑心暗鬼からパンデミック対策全体の信頼性を損なうことになるだろう。そのような状況を避けるには、公平感と透明性を保とうとする最大限の注意が払われなければならない。

ワクチン接種が優先される「候補」の第四のカテゴリーは、自分以外の多くの人にウイルスを拡大させる人たち、つまりスーパー・スプレッダー（super-spreader）と言われる人たちである。スーパー・スプレッダーへのワクチン接種を優先することは、感染拡大の抑制の観点から極めて直観的である。どのようなグループがウイルスを多くの人に拡散するかはケースごとに異なり、すべての新感染症に共通するスーパー・スプレッダーを特定することは難しい。また新型のウイルス感染症では未知の部分が多いので、感染経路の傾向に関する疫学的知見がある程度蓄積されるまでは、スーパー・スプレッダーがどのようなグループかを知ることができない。季節性インフルエンザの場合、子どもがスーパー・スプレッダーとして認識されており、インフルエンザのワクチン接種に関しては高齢者やリスクグループとともに子どもが優先されるケースがある。また二〇二〇年の新型コロナウイルス感染症の場合、日本ではいわゆる「夜の街」とか「接待を伴う飲食店」で働く人たちがスーパー・スプレッダーと見なされた。

スーパー・スプレッダーにワクチン接種を優先する疫学的理由は存在するだろうが、倫理的理由は存在するだろうか？　答えは「他の三つのカテゴリーの候補に比べて弱い」というものである。リスクグループ、医療従事者、エッセンシャルワーカーへのワクチン接種の優先は、これらのカテゴリーに属する人たちの健康を「守る」ことを目的としている。これに対し、スーパー・スプレッダーへワクチンを優先的に接種する第一義的目的は感染拡大を抑制する「効果」にあり、このカテゴリーに属する人たちの健康そのものを守ることではない。つまりスーパー・スプレッダー自身が持っているワクチン接種への理由は、普通の人たちが持つ理由より強いわけではない。よってスーパー・スプレッダーに優先的にワクチンを接種することは、普通の人たちからしてみれば不公平である。また前述のように、ワクチン接種を優先するグループの数が少なければ少ないほど、わかりやすく透明性を維持しやすい。このことを考えれば、スーパー・スプレッダーにワクチンを優先接種する倫理的理由はないと言えよう。

しかし、倫理的理由より疫学的理由が重要な局面があるかもしれない。つまり、ある種のスーパー・スプレッダーにワクチンを優先接種することによって得られる疫学的効果が、不公平という倫理的には負の効果を明らかに上回る場合があるかもしれない。その場合には、疫学的理由とエビデンスを明確に示し、ワクチンを優先的に受けられない人たちが不公平感を持たないような最大限の努力がされなければならない。

四つのカテゴリーを説明したが、最後に救命数最大化と公平性が直接対立するケースがあるので、ここでそれを指摘しておこう。対立の火種とは大都市と地方の間の分配である。大都市では人口規模が大きく、人口密度も高く、経済活動も活発で、地方に比べ感染の爆発的拡大の可能性が高い。そのため救命数最大化の観点からは、大都市圏の人々にワクチンを集中的に接種し、人口が過疎な地方にはワクチン分配を後回しにすることが合理的かもしれない。しかし地方に住む人たちから見れば、そのようなワクチン分配は不公平である。ここまでに議論した四つのカテゴリーに属する人々は大都市圏だけでなく地方にも存在する。よって大都市圏と地方に関わらずこれらのカテゴリーに属する人々にはワクチンがまず優先されるべきで、その後に大都市圏と地方の相対的優先度を議論すべきである。

救命数最大化と公平性とのバランスは極めて難しい問題であり、理論的な答えはない。よって最終的には私たちの直観に訴えるしかない。しかし少なくとも、救命数最大化が公平性に常に優先するとは限らないし、そのため大都市圏へ優先的にワクチンを分配して地方にはその残りを分配するべきだというわけでもない。

ここまでのワクチン分配について議論を整理しよう。ワクチン分配は、公平性と透明性を確保しつつ救命数最大化を目的とする。ワクチン接種が優先されるグループは公平性と透明性の観点からなるべく少ないほうがよい。優先されるグループと優先順位は、業界団体のロビー活動を最小化するためにも、救命数最大化という目的のもとで医学的・疫学的に決定されるべきである。より具体的には、医療従事者とリスクグループがまず優先され、続いてエッセンシャルワーカーを医療システム維持の観点とリスクグループとの近さという観点から優先順位をつけることが理にかなっている。エッセンシャルワーカーの範囲の特定と優先順位決定に際しては、特に公平性と透明性に注意を払い、範囲の絞り込みと医学的・疫学的な観点からの優先順位決定をわかりやすい形で明示することが重要である。スーパー・スプレッダーにワクチン接種を優先する倫理的理由はないが、疫学的観点から必要とされる場合にだけ抑制的に行われるべきである。

最後にこのワクチン分配の倫理的基本方針が何を含意しているかを強調しておこう。この倫理基本方針はこれまでに明記したグループ以外のグループが優先される状況をすべて否定する。例えば、希少なワクチンが自由に売買される市場が存在すればワクチンの市場価格が高騰し、富裕層だけがワクチンを接種することができて貧困層は接種できないという事態になる。つまり富裕層が優先されるのである。この事態は本節で論じた倫理的基本方針と相反する。よって、倫理的基本方針はワクチンの市場取引の禁止を含意している。より一般的に言えば、倫理的基本方針が認める以外のワクチンの接種優先をすべて禁じているのである。

新型ウイルス感染症は感染していない人たちに大きな恐怖と不安を引き起こす。ワクチンが開発されたと知ると、ワクチンをどうしても接種したいと思うのは当たり前である。業界団体レベルや個人レベルで他の人を出し抜いてワクチンを接種してもらおうという活動が横行するかもしれない。倫理的基本方針は、公正性と透明性の観点から、それらの動きに抗する防波堤のような役割を果たすことが期待される。

5　誰に抗ウイルス薬を優先するか?

有効なワクチンが存在しない場合に、主たる薬学的介入となるのが抗ウイルス薬による治療と予防である。抗ウイルス薬はインフルエンザ・ウイルスが感染者の体内で増殖することを抑制する。そのため感染者の体内でウイルスが増殖するのを抑制すると同時に、他の人へのウイルス感染も抑制することが期待される。タイミングよく投与することで罹患期間を短縮し、またウイルス感染者が重症化リスクを抑えることも期待される。結果として、罹患者の入院期間が短くなるだろう。抗ウイルス薬は治療だけでなく予防にも用いられる。感染症の種類にもよるが、ウイルスへの濃厚接触の前にも後にも使われることがあり、抗ウイルス薬を予防手段として受けた人は軽症で済むことが期待される(9)。

パンデミックが来ても抗ウイルス薬の供給はすぐに倍増できないので、前もって備蓄しておくことが一般的な対策である。では、抗ウイルス薬をどのくらい備蓄すべきだろうか？　この問いに答えるには、抗ウイルス薬をどの目的にどのくらい使うかという問いを考えなければならない。というのは、パンデミック期でも罹患者の数は全人口に比べれば小さく、抗ウイルス薬を治療目的だけに使うなら備蓄量は膨大である必要はないのだが、抗ウイルス薬を予防目的でも使用するとなると、数ヶ月に渡ってより大きな人数に抗ウイルス薬を使用することになり、膨大な量の備蓄が必要になるからである(10)。よって、抗ウイルス薬を予防目的に使用する場合は、ほぼ確実に抗ウイルス薬の意識的分配が不可避になる。このような事情から抗ウイルス薬に関して主に二つの倫理的論点がある。

第一の論点は、抗ウイルス薬は治療のみに使われるべきか、それとも予防的にも使われるべきか、である。有症状者と感染が確認された人へ治療目的で使用することが濃厚接触者への予防目的として使用することに優先する、というのは直観的に支持しやすい上に、救命数最大化の観点からも容易に正当化できる。初期症状への治療に使われれば重症化と感染拡大を防いでくれるだろう。また、抗ウイルス薬に対する有症状者のニーズと非感染者のニーズを比べた場合、ニーズの緊急性がまったく異なる。よって、抗ウイルス薬の治療的使用が予防的使用に優先するということは倫理的に明らかに正当化される。

ただし、治療的使用が予防的使用に優先するからといって、予防的使用が完全に排除されるわけではない。感染拡大を抑制するという観点から見れば、感染者に濃厚接触した可能性がある人全員に予防的に抗ウイルス薬を配ることでウイルス感染拡大を遅らせることが望ましいだろう。しかし、これをパンデミック期間中何ヶ月も続けるには、膨大な量の備蓄が必要になる。多くの国は、濃厚接触した可能性のある人全員に予防的に抗ウイルス薬を使用する余裕はないだろう。また、抗ウイルス薬の国際価格が上昇することになり、貧しい国々への供給が難しくなってしまうことが考えられる。よって、抗ウイルス薬が予防的に使用されるとするなら、感染者に濃厚接触した可能性のある人全員にではなく、優先順位をつけて使うことが望ましい。

では、どうやって優先順位を決定すべきだろうか？　この問いが第二の論点である。ワクチン接種の優先順位の場合と同じで、公平性と透明性をできるだけ保ちつつ救命数を最大化することを原則とするべきことに異論はないだろう。この原則を踏まえれば、まず感染者に濃厚接触した医療従事者への予防的使用が何よりも優先される。次に重症化リスクの高いグループに属する濃厚接触者（例えば高齢者や基礎疾患を持った人）への予防的使用が優先される。これらは救命数最大化の観点から容易に正当化できる。

医療従事者を除くエッセンシャルワーカー、つまり社会の基本的機能を維持する上で重要な職種の人たちが感染者に濃厚接触した場合はどうだろうか？　これに関しては、ワクチン接種の優先順位決定ルールをより絞り込んだものが適当と考えられる。前節ではワクチンの分配において、エッセンシャルワーカーはできるだけ絞った範囲ではあるが医療従事者やリスクグループに次いで優先して接種することが正当化されるとした。しかし抗ウイルス薬の予防的使用の場合、普通の濃厚接触者より優先されるエッセンシャルワーカーの職種はより限られるべきである。

普通の濃厚接触者より優先されるエッセンシャルワーカーのうち、まず最優先されるべきは、高齢者施設や在宅介護に従事する濃厚接触者である。重症化しやすい高齢者などのリスクグループの人に毎日接触するこれらの人々に優先的に接種することは、救命数最大化の観点から正当化できる。次に、リスクグループや医療機関には直接関わっていないが、医療従事者や他のエッセンシャルワーカーへの影響の大きさという点で、保育園や小中学校の職員も濃厚接触者と判断された場合には優先して抗ウイルス薬が与えられるべきだろう。

しかしこれら以外のエッセンシャルワーカーが濃厚接触したと考えられる場合に、一般人の濃厚接触者より優先されるべきという特別な倫理的理由は存在するだろうか？ また思考実験をしよう。感染者に濃厚接触したと判断された二人の人がいて、一人はスーパーの店員、もう一人は普通のサラリーマンだとしよう。ある事情により、抗ウイルス薬が一人分しか残されていない。抗ウイルス薬をスーパーの店員に与えるべきか、それともコインの裏表で決めるべきか？ スーパーの店員は不特定多数の客と接触し、そのため客から感染するリスクもあれば、客に感染させるリスクもある。しかし普通のサラリーマンも同様なリスクを負っている。スーパーの店員も普通のサラリーマンも救命数最大化の目的に強く関わっているわけではない。ワクチン分配の場合と同様に、透明性を確保するという観点から、明確かつ特別な理由がない限り、優先されるグループは少ないほうがいい。よって、スーパーの店員がサラリーマンより優先される明確かつ特別な理由は見当たらない。スーパーの店員とサラリーマンは同様に扱われるべきであろう。

結論としては、(1)治療目的の抗ウイルス薬の使用はいかなる濃厚接触者への予防的使用に優先する、(2)濃厚接触者への予防的使用については、(a)医療従事者、(b)高齢者や基礎疾患をもった重症化リスクの高い人たち、(c)高齢者施設、訪問看護、保育園、小中学校の職員などの一部のエッセンシャルワーカーが優先されるべきである。

6 ワクチンの国際的分配

ワクチンや抗ウイルス薬など希少な医療資源の分配は国内の問題に限らない。パンデミックが起きるたびに私たちが目の当たりにするのは、富裕な国の政府が発展途上国に脇目も振らず血眼になってワクチンを確保しようとする姿である。政府が存在する最も基本的な理由は国民の生命と財産を守ることなのだから、国民の命を守るワクチンを国民の人数分確保することは自明なことだと思われるだろう。しかしすべての国は国際社会の一員であり、国際社会の一員としてある程度の道徳的義務を負っている。日本のような豊かな国が国際社会にどこまで倫理的義務を負っているか、また自国民への倫理的義務に比べてどのくらいの相対的重要性があるかについては議論の余地がある(11)。しかし次のことには議論の余地はない。豊かな国の政府や人々が貧しい国々の政府や人々に何の道徳的義務も負わないということはない。つまり、豊かな国の政府はその国民に負う基本的義務と他の貧しい国々の人々に負う道徳的義務、これらの間のバランスを取らなければならない。もちろん貧しい国々の人々は、例えば日本に住んでいるわけではないし、日本の選挙で投票することができるわけでもない。よって、政治家は特に外国のことなどまったく気にもしないかもしれない。しかし日本政府が他の貧しい国々のニーズに目もくれず希少なワクチンを国際市場でかき集めることは、政治的には当然のことでも倫理的に正しいことではない。

それでは自国民と他国民（特に経済的に貧しい国々の人々）の間で、希少なワクチンを倫理的にはどう分配するべきであろうか？

まず救命数最大化の原則がどう答えるかを考えよう。ここまで救命数最大化と言ったとき、最大化すべき数について暗に自国民の生命を前提としてきた。しかし国境は倫理的に恣意的で、国境の右と左とで人の命の価値が違うということはありえない。そこで最大化すべき対象が世界の人々の生命だと解釈すると、希少なワクチンをどのように分配すべきだろうか？　日本であろうとどこであろうと、最も優先されるのは医療従事者とリスクグループであることには変わりがない。そして医療従事者とリスクグループに注目するならば、自国の医療従事者とリスクグループが他国の医療従事者とリスクグループより優先されるということは直観的かつ倫理的にも正当化が容易である。では例えば、日本の医療従事者とリスクグループに十分な量のワクチンが確保され、まだワクチンの在庫がある場合にはどうすればいいだろうか？

三つの可能性がある。第一の可能性は、日本のすべての人々（もしくはすべての希望者）へ接種するのに十分な在庫を完全に優先し、もし残りがあれば他国の医療従事者とリスクグループに分配する。第二の可能性は、日本におけるその他の優先グループの候補（エッセンシャルワーカーと場合によってはスーパー・スプレッダー）へ接種するのに十分な在庫を優先し、もし残りがあれば他国の医療従事者とリスクグループに分配するという方法である。第三の可能性は、他国の医療従事者とリスクグループを日本の医療従事者とリスクグループに次いで優先するというもので、他国の医療従事者とリスクグループが日本のエッセンシャルワーカーやスーパー・スプレッダーなどよりも優先される。

現実にはどの国の政府も第一の可能性を追求するだろう。つまり自国の人々を完全に優先するだろう。この最も現実的な可能性は直観的であるだけでなく、疫学的にも救命数最大化の観点からも正当化される。というのも、医療従事者を含めてすべての優先グループがワクチン接種を受けたとしても、集団免疫が獲得されない限り、つまり大多数の人がワクチン接種を受けない限り、感染拡大は止まらず、そのため死者が発生する可能性が無くならないからである。第二の可能性も第三の可能性も集団免疫獲得には不十分かもしれない。よって第一の可能性が現実的かつ合理的であろう。

しかし同じく現実的なのは、政府が国民全員分のワクチンを確保しても、何らかの理由でワクチンを接種しない人たちが少なからず存在し、そのため少なからぬワクチンが余剰になるという事態である。その余剰ワクチンをなるべく早く他の国（特に経済的に貧しい国々）の医療従事者とリスクグループに分配できるよう準備をしておく必要がある。なぜなら日本が国際市場でワクチンをかき集めることができたのは、貧しい国々がかき集めることができなかったことに一因があるからである。

貧しい国へのワクチンの分配は、例えば日本が確保したワクチンから分配しなければいけないというわけではない。貧しい国々にワクチンを分配する国際基金に資金提供をすることによっても貧しい国々への倫理的義務を果たすことができる。例えば二〇二〇年の新型コロナウイルス感染症（COVID-19）のワクチンに関しては「COVAXファシリティ」（COVAX Facility）が存在する。COVAXファシリティはCOVID-19の検査法、治療法、ワクチンについての開発、生産、公平な分配を促進することを目的とした世界規模の組織で、一五〇以上の国々が参画している。COVAXファシリティは二〇二〇年末までに二〇億ドルの拠出金を集めることを目標とし、日本政府は二〇二〇年一〇月に一・三億ドルを拠出することを表明した。

一・三億ドルが日本にとって妥当な金額かどうかを判断することは難しいが、次の点を念頭に置いておく必要がある。ＣＯＶＡＸファシリティへ拠出するからといって、国内向けに確保されたワクチンを貧しい国々に振り分ける義務が消えてなくなるわけではない、ということである。先にも述べたように、例えば日本政府が国民全員分のワクチンを確保できたとしても、実際に国民全員がワクチン接種をするとは限らない。国内でワクチン接種が始まってからある時期が過ぎると、ワクチンの在庫量に余裕が出ると予測できる時点が来るはずである。そのときには国内向けのワクチンを早急に貧しい国々に提供することができるし、提供する倫理的義務も発生する。確保したワクチンの量や実際に接種をする人数にもよるが、ワクチンの実際の需要と在庫量を注意深く監視することで、日本からワクチンを貧しい国々へ直接分配する可能性があるということを念頭に置いておく必要がある。

第四章　基本的な権利と自由はどこまで制限されるべきか？

1　人権とシラクサ原則

新型インフルエンザ及び新型コロナウイルス感染症に対する対応策は通常、感染拡大を防ぐために基本的な権利と自由を制限する。例えば、人々の国内の移動および国際的な移動を制限する、症状がなくても感染者を病院や療養施設に隔離する、飲食店や商業施設の営業を制限する、美術館や図書館などの公的施設を閉鎖する、ライブハウスや劇場などの文化施設を閉鎖する、感染に関わる個人情報を自治体や公衆衛生組織に報告する、など多岐にわたる。国によっては外出そのものを制限したり、違反者に対して刑罰を加えたりする場合もある。本章では二〇〇八年に公表されたWHOワーキンググループの報告書をもとに、こうした基本的な権利と自由の制限の倫理的指針を簡潔に考察する(1)。

一般的に、社会的厚生を増進するために個人の一般的な権利と自由が制限される場合がありうるのか、それともそうした目的の場合にさえ制限することが許されない個人の一般的な権利と自由が存在するのか、これらの点については政治哲学における長い論争が存在する。しかし、社会的厚生を増進する目的の場合にさえ制限することが許されない「基本的な」権利と自由を諸個人が有していることは広く認められており、これを否定する政治哲学理論はほぼ存在しない。

何が「基本的な」権利と自由かについての解釈には大きな幅が存在するが、国際的に広く受け入れられている定義は一九四八年に国連で採択された世界人権宣言であろう。世界人権宣言は正確には条約ではなく、法的拘束力のない決議にすぎない。しかし世界人権宣言の精神は国際社会で広く受け入れられていて、そこで体現された原則が国際法の基本原則の基礎となっている。世界人権宣言の九条は「何人も、ほしいままに逮捕、拘禁、又は追放されることはない」とし、一三条は「すべて人は、自国その他いずれの国をも立ち去り、及び自国に帰る権利を有する」としている。感染者を強制的に隔離したり国内移動や出入国を制限したりする感染症対策は、世界人権宣言に明記されているこれら基本的な権利を侵害する。

基本的な権利と自由が制限されるとしたら、どのような条件が満たされなければならないだろうか？　一九八五年に国連で概念化されたいわゆる「シラクサ原則」（Siracusa Principles on the Limitation and Derogation Provisions in the International Covenant on Civil and Political Rights）が「法的な」基準として広く知られている。シラクサ原則によれば、いかなる正当な理由があっても国家は人間の尊厳と自由を尊重しなければならないとした上で、政府による個人の権利と自由の制限は⑴法的な根拠があり、⑵正当な目的のために課せられ、⑶民主社会において必要最低限で、⑷可能な限り最小の制限と干渉にとどめられ、⑸恣意的、不合理、差別的ではないものでなければならない。

シラクサ原則は基本的な権利と自由の制限全般に関わっており、感染症パンデミックなどの公衆衛生や医療という特定の状況を想定しているわけではない。また、シラクサ原則は法的な基準であり、倫理的な基準ではない。では、倫理学ではどのように考えられるのだろうか？　倫理学にも、人間が持つ基本的権利と自由の基礎について、その理論的特徴や制約要件などについてのさまざまな理論が存在する。[2]かなり膨大で複雑な研究分野であり、本書では詳細に検討することはしないが、そこでは直接的にせよ間接的にせよ、どの理論も人間の基本的な権利と自由を制約することを可能にする理由として、Ｊ・Ｓ・ミルのいわゆる「危害原理」（harm principle）を支持している。『自由論』においてミルは、自由が制限を正当化することができるのは次の原理に基づくとする。

> その原理とは、人類が、個人的にまたは集団的に、だれかの行動の自由に正当に干渉しうる唯一の目的は、自己防衛だということである。すなわち、文明社会の成員に対し、彼の意志に反して、正当に権力を行使しうる唯一の目的は、他者にたいする危害の防止である[3]。

危害原理によれば、ある個人の自由への制限を可能にするのは、その個人が他人に対して危害を加えることを防ぐことだけである。この危害原理は、パンデミック下での基本的権利と自由の制限を倫理的に正当化する。ウイルスの感染拡大は人々の健康を損なうことによってさまざまな害を発生させる。もちろんウイルス感染者は意図的に他の人にウイルスを感染させようとするわけでもないし、危害を加えようと思っているわけでもない。しかし例えば感染者の移動の自由を制約することによって、その感染者が意図せずに他の人々に危害を加える事態を防ぐことができる。このように危害原理は、移動の自由などの基本的権利と自由を制約する倫理的理由を示している。

ただし、確かに感染者の移動の自由の制限、より一般的には感染者の隔離について言えば、危害原理は説得力のある倫理的理由を与えてくれる。しかし、危害原理を文面通り読んだだけでは、パンデミック対策として実際に実行される他の制約については十分な理由を与えてくれない。例えば飲食店の営業制限を考えよう。飲食店を通常営業する自由が「人間が持つ基本的な自由」かどうかには疑問の余地がある。しかし日本のような資本主義の国では、尊重されるべき「基本的な自由」の一つであることには疑いはない。飲食店で客の間で感染が起こることはあるだろう。飲食店の従業員が感染している場合には、客への感染を防ぐために危害原理に基づいて営業の制限をすることができるかもしれない。しかし、飲食店内での客同士の感染について言えば、飲食店の経営者や従業員が客に危害を加えるわけではない。危害原理は感染者の自由を一時的に制約することを正当化することはできても、飲食店や劇場の営業を制限することはできるのだろうか？

この問いが出てきてしまうのは次の理由による。他者に危害を与えることを防ぐという危害原理の目的には説得力がある。その理由が個人の自由を制約することができるという結論にも説得力がある。しかし自由を制限される個人と危害との関係について、危害原理は明確ではない。感染者の自由が制約されるのは、感染者が意図的ではないにしろ直接的に他者の健康を損なうからである。しかし、飲食店の経営者は直接的に客に害を与えるわけではない。確かに、飲食店を閉めれば、感染者の客が他の客に害を与えることを防ぐことができる。よって、飲食店の営業を制限するということは危害原理の目的には合致する。しかしその目的を達成するために誰の自由を制限することができるのか、これが明確でない。

飲食店の営業を制限することができるかという問いに対しては、二つの応答が考えられる。第一の応答は、危害原理を拡大解釈することである。狭義の危害原理によれば、他の人に危害を与える当人の自由を制限することができる。これが通常の危害原理の解釈である。これに対して拡大解釈された広義の危害原理によれば、他の人への危害を防ぐために必要な制限を、実際に危害を与える人に限らず誰にでも加えることができる。一般的に、拡大解釈をすると結果的に適用範囲を拡大しすぎてしまうという危険がつきまとう。しかしそのリスクを負いながらも、あくまで危害原理に基づこうとするのが第一の応答である。

第二の応答は、潔く危害原理の限界を認め、他の原理に理由を求めるというものである。どのような原理が飲食店や劇場の営業の制限を正当化できるだろうか？　まず最初に頭に浮かぶのが、「公共の福祉」、つまり社会全体の共通の利益である。「公共の福祉」は抽象的な概念だが、感染症パンデミックの文脈ではかなり具体的である。本書の第一章からずっと議論してきている救命数最大化がそれにあたる。つまり、感染症パンデミックの文脈では救命数最大化という社会全体の共通利益を追求するために、飲食店の営業の制限などの必要な措置をとることが正当化されると考える。これが第二の応答である。

第二の応答を批判する倫理理論があるかもしれない。本書第一章で「反証が提示されない限り、より多くの人の命を救うことは正しい行為である」という命題は主要な倫理理論ほぼすべてが支持すると述べた。しかし倫理理論によっては、飲食店の営業制限は「より多くの人の命を救うこと」の正しさへの「反証」だと主張するかもしれない。例えば、カント主義者の一部は次のような反証をするかもしれない。飲食店の営業制限は経営者や従業員の自由の侵害である。この自由の侵害の目的が社会全体の共通利益の追求ならば、経営者と従業員、そしてこれらの人たちの自由は、社会の目的を追求するための単なる手段として扱われていることになる。しかし人を単なる手段として扱うことは倫理的に不正な行為である。よって飲食店の営業制限は倫理的に不正な行為である。これが第二の応答に対するカント主義からの潜在的な批判である。

ここでは、二つの応答のどちらが正しいかといった判断を行いたいわけではない。飲食店や劇場の営業制限を取り上げた目的は、パンデミック下であっても基本的な権利と自由を制約することを倫理的に正当化することは簡単なことではないということを示すことにある。そうであるとすれば、パンデミック下にあっても基本的な権利と自由に対する制限は極めて抑制的で最小限なものとするべきである。これが倫理学の観点からの提言である。

もちろん倫理学の観点だけでパンデミック対応策を実施しろと言っているわけではないし、実際の選択は疫学や経済的影響などの他の観点と比較検討したうえで、総合的に政策責任者が判断することである。政策責任者は常に次の難しい判断を迫られる。一方で基本的権利と自由を尊重する、他方で疫学や経済的影響の観点から基本的権利と自由を制約するという、両者のバランスをどこでどのようにとるかについての判断である。基本的権利と自由の制限を躊躇すると、結果的に死亡者数が膨大になるかもしれない。逆に、疫学的観点から死亡者数を最小化しようと前がかりになると、常軌を逸した権利と自由の蹂躙が発生するかもしれない。おそらく正しいバランスは誰も事前に知ることはできない。しかし政策責任者はそのバランスについての判断をしなければならないし、その判断を誰かがしなければならないからこそ政策責任者がいるのである。

バランスを考えなければならないのは政策責任者だけではない。一般の人たちも次のことを念頭に置いておかなければならない。未知の感染症が市中で拡大すると、不安や恐怖が増大するのは当たり前である。しかし不安や恐怖から、基本的権利や自由の制約をたやすく認めてしまう空気を社会に作り上げてはならない。基本的な権利や自由の制限は抑制的で最小限であるべきだということを、私たち一人ひとりが忘れてはならないのである。

2　自由の制限についての五つの基準

ここまで基本的な権利と自由の制限の倫理的基盤を考えてきたが、本節では個人の権利と自由を実際に制限するにあたって明確にされるべき基準を考える。二〇〇八年のWHOワーキングペーパーは五つの大まかな基準を示している(4)。

第一は公衆衛生上の必要性である。ウイルス拡大に伴う害悪の拡大を阻止するためにどうしても必要なときにのみ、基本的権利と自由は最小限制約される。政府や自治体が個人にウイルス拡大を阻止するために必要な措置を強制するには、公衆衛生当局がそれらの措置が必要かつ最小限であるということを説明できなければならない。説明の根拠がどの程度しっかりしたエビデンスに基づいているか、その基準が大きな問題である。新型のウイルスについては十分な疫学的エビデンスが蓄積されておらず、断片的な情報が正確であることもごく限定的に正しいという場合もある。このような不確実性のもとでは、少なくとも、強制的介入の対象になっている人がウイルス拡大のもとになると信じるに十分な合理的理由を示すことができるとき、そしてそのときにのみ、強制力を持って基本的権利と自由を最小限制限することができる。ある個人に強制措置(強制的な検査、治療、隔離など)

を講じることができるのは、当該個人が実際に接触感染したか、少なくとも接触感染を疑う合理的な理由が存在するときだけである。

第二に、手段が合理的かつ効果的でなければならない。個人の基本的権利と自由は人々の健康を守るために必要がある場合にのみ制限されるが、その制限は合理的かつ効果的な手段によらなければならない。つまりウイルス拡大防止に効果があるのかどうか科学的な根拠がない手段や、効果があるとただ漠然と見なされているような手段、効果があることにはあるがごくわずかな効果しか見込めない手段などは、個人の基本的権利と自由を制限するには不適切である。

第三に、前節でも述べたように、制限は効果と釣り合いが取れていなければならない。つまり、個人の基本的な権利と自由を制限することによって生じる弊害と、制限によって見込まれる公衆に対する便益との間で、バランスが取れていなくてはならない。

第四に、分配的正義を考慮しなければならない。公衆衛生上の介入から生じるリスク、利益、負担は公平に分配されなければならない。より具体的には、社会的・経済的弱者に対してより多くのリスクと負担を求めることはできない。仮に社会の中で経済的・社会的条件が完全に等しいならば、公衆衛生上の介入から生じるリスクや負担は公平に分配されるであろう。しかし現実には経済的・社会的条件の不平等が存在し、介入のインパクトもまた不平等に分配される。例えば公共交通機関の使用が制限されるとしよう。富裕層は便利な都心部に住んでいたり、自動車を複数所有していたりなどして実質的な負担を比較的容易に吸収できるのに対し、非富裕層は通勤ができなくなり、すぐさま困窮状態に追い込まれる。個人の基本的な権利や自由が制約される際、社会的・経済的弱者により大きなしわ寄せが行くことを念頭に置き、社会的・経済的弱者への負担を軽減するような措置を講じなければならない。

第五に、希少な医療資源の分配の場合と同じように、信頼性と透明性が求められる。なぜ基本的な権利と自由が制限されなければならないのか、制限を正当化する科学的・疫学的理由は何か、制限は効果的だと信じる理由は何か、制限は不公平な負担を社会的・経済的弱者に強いるものではないか、もし制限に不満があればその不満に納得のいく説明をしてくれるか、これらの疑問に対し、わからないことが多い新型感染症のパンデミックでは丁寧に答えることができなければならない。さもないと恐怖や不信感だけが募り、効果的な感染症対策が実行できなくなるだろう。政府や自治体がとるパンデミック対策への理解と信頼なくして、効果的なパンデミック対策はありえない。また、理解と信頼は空からただで降ってくるものではなく、政府や自治体が説明責任を果たすことへの覚悟による信頼性と、そして対策が科学的かつ公明正大に立案され実施されるという透明性から生まれる。

信頼性と透明性はそれ自体が重要であるだけでなく、効果的なパンデミック対策の手段としても重要なのである。

3　三種類の「隔離」

日本語の「隔離」に相当する語として、英語には(1) quarantine, (2) isolation, (3) compulsory hospitalization の三つの語がある。これらははっきりと区別されていないこともあるが、正確には異なったものである。quarantine は、感染者に濃厚接触したなど感染の疑いがある人を特定の場所に留置することを指す。isolation は、感染が実際に確認された人を特定の場所に留置することを指す。quarantine と isolation には、自宅待機や借り上げホテルなどの指定された施設での滞在、感染地域からの移動の禁止などいろいろな方法がある。compulsory hospitalization は、感染者を強制的に入院させることを指す。いずれの意味にせよパンデミック対策としての隔離は、移動することを制限し、非感染者との接触を制限し、出勤や通学など日常生活を制限する。隔離は、まさに基本的な権利と自由の制限にほかならない。

隔離を実行する上で考慮するべきことは四つある。第一に、隔離の権限は明確かつ法律に基づかなければならない。だれが（中央政府、地方自治体など）、どの法律に基づいて（日本の場合「感染症の予防及び感染症の患者に対する医療に関する法律（平成十年法律第百十四号）」）隔離を行うのかが明確にされなければならない。でなければいかなる隔離も恣意的な私権の侵害と見なされてしまう。

第二に、法律はすべての人に平等に適用されるので、隔離などの私権制限もまた平等に適用されなければならない。例えば、貧しい感染者は隔離されたのに、近所の富裕な感染者は隔離されないという状況は正当化されない。また、ある特定の人種、グループ、マイノリティーなどにターゲットを絞って隔離することは不正な権力行使である。シラクサ原則でも明記されているように、私権の制限は恣意的であったり差別的であったりしてはならない。

第三に、隔離はできる限り自発的であるべきで、もし自発的でないときでもできるだけ干渉的でない手段を用いるべきである。例えば、感染者が自宅で本当に隔離しているかをチェックするには、毎日電話で自宅にいるかを確認する方法、家屋を封鎖する方法、GPS足輪で位置を監視する方法、外出していたことがわかれば高額な罰金を課す方法などのいろいろなやり方があり、権力による干渉度も違ってくる。制限のモニタリングと執行はできるだけ干渉度の低い方法を用いるべきである。

第四に、隔離された人たちには安全で人道的な条件を保証すべきである。隔離された人たちは、食料、水、治療や経過観察、そして場合によっては精神衛生上のサポートを必要とする。これらのサポートは人間として最低限必要な条件を確保するものであり、倫理的観点から要請される。保証すべきサポートは経済的（補償ではなく）保証も含む。隔離されると収入源を失ってしまう人たちが少なからず存在する。そのような人たちにとって隔離場所から抜け出し、家賃を払うために働きに出ることは完全に合理的である。このような隔離の実効性を削ぐインセンティブを抑制するためにも、経済的弱者への最低限の経済的サポートは現実的にも必要である。

隔離は基本的な権利と自由の制限であるため、最小限かつ最低必要期間に限られるべきだが、抑制的な運用を難しくする要因がある。それは人々の恐怖感である。新型インフルエンザや新型コロナウイルス感染症には科学的にわかっていないことが多くある。そのような状況では感染症への恐怖が増大する。もちろん「適度の警戒感」を持つことは感染拡大抑止の観点からは望ましいのだが、科学的にわかっていないことが多いと何が「適度の」警戒感かがわからず、警戒感が増幅し「恐怖感」に変容してしまうかもしれない。そして恐怖感が社会を支配すると、感染の疑いが少しでもある人を手当たりしだいに長期に渡り隔離することで安心感を得ようとするかもしれない。すると基本的な権利と自由の侵害を最小化しようとする抑制が効かなくなり、隔離を必要以上に拡大しようとする社会的圧力が生じかねない。科学的知見の不十分さに起因する不確実性のもとで、感染拡大抑止と基本的権利・自由の制限の最小化という難しいバランスをとらなければならない。そのためには警戒感が恐怖感にまで増幅しないよう、疫学的、法的、倫理的観点から隔離の条件を明確にわかりやすく説明する必要がある。それは政府や自治体だけでなく、マスコミや地域社会にも課せられた重要な仕事である。

第五章　COVID-19パンデミックの哲学分析

1　二〇二〇年の新型コロナウイルス感染症の経験

二〇二〇年初頭に始まった新型コロナウイルス感染症の世界的大流行は、誰にとっても最もインパクトのある出来事だったに違いない。医療政策・医療制度の倫理学を専門分野の一つにしている研究者にとっても、思いもよらない哲学的・倫理学的問題が現実社会から表出し、それらの問題を真摯に分析しなければならないという職業意識と道徳的義務感が湧き上がる出来事であった。もちろん医者でも疫学者でもないので、分析できる事柄は限定的である。しかし哲学者が論理と思考をもとに分析できる事柄が存在することもまた事実である。この最終章では、二〇二〇年初頭に始まった新型コロナウイルス感染症のパンデミックからの経験について、いくつかの重要な事柄を哲学者がどう分析するかを示したい。

まず新型コロナウイルス感染症のパンデミックから得た三つの強烈な印象を共有することから始めよう。

第一に、新型コロナウイルス感染症に関する強い不確実性が存在したということである。この感染症に関してわかっていることが少なく、時として相反する断片的な情報が錯綜した。二〇二〇年初頭の感染拡大初期にはヒトからヒトに感染する感染例は少ないという情報さえあった。また、感染が世界的に流行し始めても、飛沫感染をするかしないか、空気感染するかしないかもはっきりとわかってはいなかった。感染症の特徴がわかっていなかったことで、どう対処するべきか、効果的な治療法・対処法も確立されていなかったのである。

第二に、強い不確実性があったためにパニックに近い恐怖感が存在した。本章の第2節で指摘するように、大規模な人口全員にＰＣＲ検査を実施すべきだというような非合理的かつ倫理的に不正な対策をとるよう声高に主張する人まで出てきた。

第三に、膨大な経済的、社会的、心理的な損失や負担が発生した。国外・国内の移動の制限が要請され、飲食店や商店の営業を制限するよう要請され、文化・教育活動も制限され、学校は休校になり、リモート勤務が推奨された。そのため経済活動は停滞した。多くの人が自宅での育児と仕事の両立を強いられ、仕事を失った経済的弱者たちは生活に困窮し、劇場の閉鎖によってアーティストは活動の場を失った。社会的な損失と負担を正確に測ることは難しいが、膨大であることは間違いない。また、ほぼすべての人が憤慨し、疲弊し、追い詰められた。心理的な損害と負担の大きさも無視することはできない。

新型コロナウイルス感染症パンデミックの経験について哲学的に分析する方法は多数あるだろうが、本章では四つの重要なトピックを選んで分析することにする。それらのトピックとは、(1)PCR検査の大規模全員検査の問題、(2)パンデミック対応策の有効性を評価するための思考方法、(3)超過死亡の概念、そして(4)数理モデルに基づく感染予測の批判の仕方についてである。

しかしその前に、いかにも哲学者らしい気難しい問いから始めたい。新型コロナウイルス感染症について、これほどまでに大騒ぎする必要があったのだろうか?

二〇二〇年九月三〇日までに、日本では計一五六四人が新型コロナウイルス感染症への感染によって死亡したと報告されている。(1) しかし二〇一八年の人口動態統計の死因別死亡者数を見てみると、季節性インフルエンザによる死亡者数は三三二五人(二〇一七年は二五六九人）、自殺による死亡は二万三一人（二〇一七年は二万四六八人）だった。[2] また、ヒトパピローマウイルス（HPV）ワクチンが存在しているにも関わらず日本ではワクチン接種が進まない（というよりは積極的に勧奨されていない）子宮頸がんによる死亡者数は二〇一八年に二八七一人（二〇一七年は二七九五人）だった。[3] なぜ新型コロナウイルス感染症に対してだけことさら大騒ぎし、甚大な経済的・社会的・心理的な損失と負担を人々に強いなければならないのか？　この問いに対しては、本章の最後に答えることにする。なぜなら、本章で四つのトピックを考えることで、この問いへの答えが自然と明らかになってくるからである。

2　PCR検査と条件付き確率による推論

二〇二〇年の新型コロナウイルス感染症パンデミックで議論の的になったのは、PCR（ポリメラーゼ連鎖反応）検査の数についてであろう。WHOがパンデミック宣言当初からPCR検査の数をとにかく増やし罹患者を隔離・治療することを明確かつ強く推奨したため、PCR検査の数それ自体がパンデミック対応策を評価する上での重要な指標であるかのような雰囲気が国際的に広まった。

これに対し日本では他の先進国に比べ人口あたりの検査数は極めて低いままで、検査の主翼を担った保健所が各地で対応しきれなくなり、罹患者の家族などの濃厚接触者でさえも検査を受けられない地域が存在した。検査体制の拡充を求める声がパンデミック初期から出ていたにもかかわらず、他の先進国並みの検査体制が確保されるまでに多くの月日がかかった。検査体制の限界から地域によってはPCR検査を有症者にしか行えなくなり、実質的にPCR検査の「選択的分配」が行われた。とても残念なのは、PCR検査の選択的分配が場当たり的に行われ、倫理的問題であるにも関わらず倫理的観点から議論されることがなかったことである。PCR検査の選択的分配を行わないで済むように検査体制を拡充することは十分可能だったし、そのことによってPCR検査の選択的分配という倫理的問題を回避することが可能だったことを考えると、政府や自治体の対応は極めて不適切であったと判断せざるをえない。

PCR検査体制を短期間に拡充できなかったという政策的失敗は自明なのだが、ここではPCR検査数に関する言説の一例を取り上げ、それに関わる推論を検討したい。その言説とは「PCR検査をとにかく全員にせよ」という考えである。例えば東京二三区を封鎖し東京二三区民全員にPCR検査をせよという主張さえ現れた(4)。多くの無症状者が市中に存在しているため、いつどこで感染するかもしれないという恐怖感があるのは十分納得できる。しかし、その恐怖感を糧に不適切な政策に行き着くことだけは避けなければならない。以下で示すように、ＰＣＲ全員検査は、条件付き確率という推論の観点からは非合理的で、また倫理的な観点からも不正な対策である。

しかしその前に、ＷＨＯのＰＣＲ検査を拡大せよ、つまりできるだけ多くの人を検査し感染者を隔離せよという推奨について短く指摘したいことがある。前にも述べたとおり、ＷＨＯが発する推奨はＷＨＯ全加盟国に向けられている。加盟国には豊かな国もあるし貧しい国もある。公衆衛生や医療制度も国によって大きく異なる。よってＷＨＯの推奨は全加盟国に最も当てはまりやすい措置であり、保健所という知識と経験が蓄積された制度がある日本とそのような制度のない国では、その推奨の受け入れ方が違うのは当然である。以下で私はＰＣＲ全員検査を批判するが、だからといってＷＨＯの推奨が不適切だったと言うつもりはまったくない。公衆衛生システムが脆弱な多くの加盟国にとっては、ＷＨＯの推奨にも一定の合理性がある。しかし、この推奨が日本にとって適切か、さらに東京二三区民全員に検査をすべきという提案を正当化できるかは検討の余地がある。

ＰＣＲ全員検査という考えには二つの問題がある。第一の問題は、推論の観点、より正確に言えば条件付き確率という観点から非合理的だということである。まずＰＣＲ検査の精度に着目しよう。ＰＣＲ検査は他の検査と同様に完璧な精度を持っているわけではない。

実際に罹患している人に陰性の検査結果が出ることもあれば（いわゆる「偽陰性」）、実際には罹患していないにもかかわらず陽性の検査結果が出ることもある（いわゆる「偽陽性」）。一般に検査の精度は感度と特異度という二つの値によって表される。表1を見てみよう。

	罹患している	罹患していない
検査陽性	A	B
検査陰性	C	D

表1　検査結果の四つの可能性

表1は検査の結果が陽性だった場合と陰性だった場合、そして実際に罹患している場合と罹患していない場合、四つの可能性を表している。アルファベットはそれぞれの可能性に属する人数を示している。当然ながらAからDの合計が検査総数である。感度（真陽性率）とは、実際に罹患している人の中で、検査で陽性になった人の割合のことを指す。感度の値はA/(A+C)で測られる。特異度（真陰性率）とは、実際には罹患していない人の中で、検査で陰性になった人の割合のことを指す。特異度の値はD/(B+D)で測られる。いわゆる偽陰性とは、実際に罹患しているにも関わらず検査の結果陰性と判定されること、つまりCである。またいわゆる偽陽性とは、実際には罹患していないにも関わらず検査の結果陽性と判定されること、つまりBである。

新型コロナウイルス感染症のＰＣＲ検査は、他の検査と同様に完全な精

	罹患している	罹患していない
検査陽性	70,000 (700,000)	99,000 (90,000)
検査陰性	30,000 (300,000)	9,801,000 (8,910,000)

表２　罹患率 1%、感度 70%、特異度 99%で東京 23 区の人口 1000 万人を全員検査した場合（カッコ内は罹患率 10%の場合）

度というわけにはいかない(5)。それではＰＣＲ検査の精度の不完全さがどのような結果になるか、そしてその結果からわかる問題を明らかにするために、新型コロナウイルス感染症のＰＣＲ検査の精度について、感度が七〇％、特異度が九九％だと仮定しよう。つまり実際に罹患している人の七〇％が正しく陽性と判定され、実際に罹患しているにも関わらず（例えば感染初期でウイルスの排出量がわずかなため）三〇％が陰性と判定されてしまう。そして罹患していない人の九九％が正しく陰性と判定されるが、罹患していないにもかかわらず一％が陽性と判定されてしまう。

東京二三区を封鎖し全住民を検査するという「二三区全員検査」をする例を考えよう。東京二三区の人口は約一千万人である。ある時点で一千万人のうち一％が罹患している場合と一〇％が罹患している場合の二つのシナリオを計算したものが表2である（一〇％の場合の数字はカッコ内）。

罹患率一％の場合、ＰＣＲ検査で陽性と判定された人の中で実際に罹患しているのは、一千万×〇・〇一×〇・七＝七万人と期待される(6)。これに対し陽性と判定されたにもかかわらず実際には罹患していないのは、一千万×〇・九九×〇・〇一＝九万九〇〇〇人だと期待される。つまり陽性判定者の四一％しか実際に罹患していないと期待される。また、実際に罹患しているにも関わらず陰性と判定されてしまう人が東京二三区に三万人もいる状態が期待されるのである。

この例から二つの大きな問題が明らかになる。第一の問題は、東京二三区全員検査の実効性である。一千万人もの人を短期間に検査することが実際に可能だろうか？　検査に来ない人を見つけ、検査所まで連れてくることはできるだろうか？　実際には感染していない九万九〇〇〇人を含む計一六万九〇〇〇人の陽性判定者を隔離することは可能だろうか？　医療体制が逼迫・崩壊してしまうのではないか？　三万人の偽陰性判定者が市中にいるのに、感染拡大は本当に防げるのだろうか？　七万人の実際に罹患している陽性判定者を特定できるという点で確かに効果はあるのだが、その効果は一千万人を検査するのにかかる膨大な費用と労力に見合うだろうか？　公衆衛生の観点から見て東京二三区全員検査には実効性がない。これが第一の問題である。

第二の問題は倫理的問題である。偽陰性の三万人を市中に残すことについては公衆衛生上の問題があるかもしれないが、倫理的な問題があるわけではない。なぜならこれらの人たちにはなんの危害も与えないからだ。倫理的に大問題なのは、九万九〇〇〇人の偽陽性者である。これらの人たちは療養施設や自宅に隔離され、基本的な権利と自由をある期間制限されることになる。第四章でも議論したように、基本的な権利と自由の制限は公衆衛生上の便益が十分にない限り許容されるべきではなく、公衆衛生上の便益が十分にあっても基本的な権利と自由の制限は最小化されるべきである。よって九万九〇〇〇人もの偽陽性者の基本的権利と自由を制限することにつながる東京二三区全員検査は倫理的に許されるものではない。

本書は倫理学に関わっているので、第二の問題がより重要であるということは自明である。しかし第二の問題の重要性を強調してもしきれない理由がある。それは日本において、恐怖感や偏見、そして無知などから、感染症をめぐってグロテスクなまでの不正が繰り返されてきたということである。ハンセン病患者やＨＩＶ・ＡＩＤＳ患者などに対して行われた社会的不正（政府に限らず私たち一人ひとりが行ってきたこと）を反省し繰り返してはならないと誓うならば、まず肝に命ずるべきことは恐怖感や偏見、無知によって動かされてはならないということである。恐怖感でなく警戒感、偏見でなく同情、無知でなく科学的知見によって感染症対策を構想・実施していかなければならない。この倫理的に重要な点については、実を言えば日本の感染症予防法の前文において明確に意識されている。「我が国においては、過去にハンセン病、後天性免疫不全症候群等の感染症の患者等に対するいわれのない差別や偏見が存在したという事実を重く受け止め、これを教訓として今後に生かすことが必要である」（「感染症の予防及び感染症の患者に対する医療に関する法律（平成十年法律第百十四号）」）。

東京二三区全員検査に代表されるやみくもなＰＣＲ検査について二つの問題を指摘したが、補足したいことが三つある。第一の補足点は、右の例における罹患率に関わる。東京二三区の罹患率を仮に一％としたが、他の値だったらどうなるだろうか？　もしある時点での罹患率が一％よりも小さかったら、指摘した二つの問題はさらに深刻になる。もし罹患率が一％より大きくなったらどうなるだろうか？　罹患率を一〇％と仮定して計算し直した値が表２のカッコ内の数字である。これによると陽性的中率は八九％にまで高まると期待される。陽性と判定された人の中で実際に罹患している人を七〇万人捕捉できると期待されるのに対し、偽陽性の人数は九万人にまで低くなると期待される。期待される陽性的中率が八九％という高い値なら、東京二三区全員検査を正当化するのに十分な公衆衛生上の理由があるように思われるかもしれない。

しかし、そうとは言いきれない。罹患率が一〇％まですでに上昇していれば偽陰性の数も上昇し、三〇万人の罹患者が市中に存在することが期待される。これらの罹患者から感染は拡大し続け、罹患率はさらに上昇し、よって陽性的中率が八九％からさらに上昇するだろう。よって罹患率がすでに一〇%にまで高くなってしまっていたら、検査する人のほとんどが陽性判定される状態がすぐに来てしまう。そのような状態にあってPCR検査を続ける意味はほとんどなく、集団免疫の獲得によって自然に罹患率が低下していくことを待つ以外は効果的な手段がない。

第二の補足点は極めて小さい偽陽性の確率である。PCR検査の感度が九九%ということは、偽陽性の確率はわずか一%にすぎない。わずか一%なら、偽陽性は実質的に無視できるほど小さいものだ、と思われるかもしれない。この考えには二つの問題がある。第一に、確かに一%は確率としては極めて小さいが、予測される偽陽性の絶対数は巨大である。前述したとおり、罹患率一%の場合には九万九〇〇〇人の偽陽性が予測され、この数は絶対数としては巨大である。

第二の理由は、哲学で「宝くじのパラドックス」(lottery paradox)として広く知られる認識論の問題に関わっている(7)。一〇〇人に一人が当選する宝くじがあったとしよう。一〇〇人のそれぞれの人にとって当選する確率は一〇〇分の一だから、それぞれの人は「私は宝くじに当たらない」と信じるだろう。一〇〇人全員がそれぞれ「私は宝くじに当たらない」と信じるならば、だれも宝くじには当たらないと信じることが合理的である。しかし実際には誰か一人が宝くじに当たると信じることが当然である。よって矛盾した二つのことを信じていることになる。これが宝くじのパラドックスである。このパラドックスと似たことが、一％の偽陽性を無視してもよいという考えの根底にある。例えば、ＰＣＲ検査を実際に行っている現場の人から見れば、自分の検査現場から偽陽性が出ることはほとんどないかもしれない。そして数百の検査現場の声を聞けば、偽陽性が出ることは全体でもほとんどないと結論したくなる。しかし罹患率一％なら一千万人のうち九万九〇〇〇人もの偽陽性が期待される。小さな確率に対する人々の印象だけに基づいて判断すると、非合理的な判断に陥ってしまうのである。

最後の補足点は、東京二三区全員検査に代表される大規模検査を批判したからといって、日本の政府や自治体のこれまでの対応を擁護するつもりは毛頭ないということである。パンデミック当初からＰＣＲ検査体制の拡充の必要性が多方面から指摘されてきたにもかかわらず、検査キャパシティーは大きく増加しなかった。罹患者の家族や高齢者介護職員などがすぐに検査できるまで検査キャパシティーを拡充できなかったことは、強く非難されるべきである。大規模全員検査を否定することは、検査数が少なくてもいいということを意味しない。

3　反事実的条件法による思考(1)——何が効果的か？

現代分析哲学における中心問題は、「もし」(if)を理解することにあると言っても大げさではなかろう。(8)特に反事実的条件の「もし」は様相論理学や形而上学にとどまらず、倫理学を含めたほぼすべての哲学の分野で中心的な役割を果たしている。反事実的条件(counterfactuals)の「もし」とは、「もし事実に反して物事が違っていたら」世界はどうなっていたかを考えることである。つまりこの現実と違ったかもしれない可能世界を想像し、その可能世界でこの現実にあるさまざまな人や事象がどうありえたかを考えるのである。

もちろんどのような可能世界でも変わらないことはある。例えば「2＋2＝4」は世界がどう転がろうと真実で、私たち哲学者はそれを「必然的な真実」と言う。しかしほとんどの物事はさまざまな不確定要因と偶発的要因などが複雑に折り重なった結果である。私が哲学を勉強するようになったのも、大学の教授になったのも、さまざまな要因の結果であるし、それらの要因のいくつかについては私が選択したり努力したりすることでコントロールすることができたが、要因の多くは私がコントロールできない要因で、他の人の意思決定や行動、政治や経済の制度、そして誰もコントロールすることのできない自然や環境などを含んでいる。

反事実的条件に基づいた思考は、哲学者に特有な妄想癖と思われるかもしれないが、実は政策介入の実効性や情報的基礎を考える上でも重要である。本章の残りで反事実的条件法が現実の政策にどう役立つか、新型コロナウイルス感染症の文脈で考えてみたい。

まず新型コロナウイルス感染症に対する政策を評価する上で、反事実的条件に基づいた推論によって何が言えるかを二つの具体的な例で説明しよう。

第一の例は日本で二〇二〇年に実施された一〇万円の特別定額給付金である。二〇二〇年四月二七日の時点で住民基本台帳に記録されている人を対象に、一人につき一〇万円を給付対象者の属する世帯主に給付するという政策であった。この政策の予算は政府から出たが、実際の給付手続きの実務はほぼ地方自治体に委ねられた。しかし、この給付手続きが批判の対象となった。オンライン申請システムの不備が各地で見つかったり、郵送による書類申請が申請者と自治体職員の双方にとって煩雑であったりして、実際の給付まで時間がかかったのである。そのため、この事態を招くことになった政府が強く非難された。

この例は、反事実的条件法を用いて色々な分析をすることができる。比較的現実の近傍にある可能世界の一つは、安倍晋三ではなく他の人が自民・公明連立政権の総理大臣だったという世界である。もう少し現実から離れた可能世界の例は、自民・公明連立政権ではなく例えば立憲民主党政権の総理大臣だったという世界である。これらの反事実の可能世界で特別定額給付金はより迅速に給付できただろうか？　おそらくできなかっただろう。日本では各個人に与えられた納税者番号や社会保険番号が各人の銀行口座と住所に紐付けられていないので、海外のように迅速に給付されることは期待できない。よって安倍政権を特別給付金の給付プロセスに関して批判するのは構わないが、どの政権でも結局のところ同じ程度の混乱が生じていただろうと推測できる。混乱を引き起こしたのは安倍政権の政策的失敗というよりは、政策実施手段・インフラの欠如である。

かといって給付をめぐる混乱が「必然」だったわけではない。事実からもっと遠いが迅速に給付できる可能世界を想像することができる。例えば海外のように各人の納税者番号や社会保険番号が銀行口座に紐付けられている世界である。もちろんこの可能世界が、迅速に給付ができる唯一の可能世界ではない。特別定額給付金をめぐる混乱で多くの人たちが腹を立てるのは当然なのだが、当時の政権を責めるのではなく、迅速な給付を可能にする手段やインフラの欠如を責めるべきである。

第二の例はスウェーデンの新型コロナウイルス感染症対策である。スウェーデンは他のヨーロッパ諸国と異なり比較的「ソフトな」行動規制を敷いた。スウェーデン以外のヨーロッパ諸国では、日常生活にどうしても必要なものを除いてほぼすべての経済・社会活動を停止し、不要不急の外出をした人に刑罰を科し、それを実施するために警察や軍隊を動員した。これに対しスウェーデンでは、保育園や小学校は閉鎖されず、五〇〇人以上のイベントは禁止されたものの多くの商業施設の営業は続き、外出や国内移動は政府によって規制されなかった。しかしパンデミックが続くにつれて、一〇万人当たりの死亡者数がヨーロッパで最も高い国の一つになったことで、スウェーデン国外でスウェーデン批判が発生した。

スウェーデン政府がパンデミック対策をまったく行わなかったわけではない。政府はかなり寛大な所得補助など経済的な対策を講じた。しかしスウェーデンでは伝統的に、そして法律的に、政府は公衆医療政策は公衆衛生庁（Folkhälsomyndigheten）の専門家の勧告に従うこととされてきた(9)。そのため政治的判断の余地が小さいのである。公衆衛生庁はリモートワークやソーシャル・ディスタンシングを推奨し、感染が広がらないように行動する各個人の自主性を尊重する一方で、多くの罹患者が一時期に医療機関に殺到する医療制度崩壊を避けることを基本方針としてきた。

公衆衛生庁の「ソフトな」方針はいろいろな観点から批判されたが、最も顕著だったのは他のヨーロッパ諸国のような強力なロックダウンを実施しなかったという批判である。

確かにスウェーデンは一〇万人当たりの死亡者数がヨーロッパの中で最も高い国の一つであり、九月三〇日時点でスウェーデンは五八一人で、スペインの六六八人、英国の六一七人、イタリアの五九三人に次ぐ。またデンマークの一一二人、フィンランドの六二人、ノルウェーの五〇人など隣国諸国を大きく上回る。二〇二〇年九月末までを見るとスウェーデンの結果がかなり悪いことは確かであり、それには何らかの原因があるはずである。その原因の一つとしてロックダウンのような強力な行動規制を敷かなかったことが真っ先にやり玉に挙げられた。

では、スウェーデンが現実と違って、他のヨーロッパ諸国のように軍隊を動員し強力な行動規制を敷いていたら事態はどうなっていただろうか？　おそらく死亡者数は現実より少なくなっただろうが、大きな追加的な効果はなかっただろうと予測できる。なぜならスウェーデンでは多くの人が公衆衛生庁の勧告に従い、自主的に行動範囲を制限していたからである。例えば二〇一九年と二〇二〇年の一月から三月までの携帯電話の移動記録に関する調査によると、住宅地域の日中人口は大幅に増加（平均六四％増）し、産業・商業地域の日中人口は大幅に低下（平均三三％減）し、日中に自宅から離れる距離は大幅に低下（最大移動距離は三八％減）していた。[10]もし強制力を伴う行動規制をしたとしたら、これらの数字は確実に変わるが、その変化から得られる追加的効果は、基本的な権利である移動の自由を制限することの弊害や、経済活動のさらなる停滞による経済的損失などを上回るほどではなかっただろう。

　似た状況は日本にも当てはまる。日本では強制力を伴った行動制限が法律上の理由で不可能だった。よって行動制限を自主的にとるよう要請することしかできなかった。しかし多くの人や事業所が行動制限を行った。日本で強制力を伴った行動制限を行っていたとしたら、事態は変わっていただろうか？　スウェーデンの場合と同じで、死亡者数は少なくなったかもしれないが、そう大きな違いにはなっていなかっただろう。これらの反事実の可能世界を考えることで、強制力を持った行動制限が明らかに効果的だと信じる十分な理由は、少なくともスウェーデンと日本に関してはないということがわかる。

　似たような反事実的条件法による思考実験は、将来の政策に役立つかもしれない。例えばスウェーデンでは、大学の授業はリモートに移行したが、保育園や小学校は閉鎖されなかった。第四章でも述べたとおり、保育園や小学校が閉鎖されると医療従事者やエッセンシャルワーカーなどを含む多くの人たちが働きに出られなくなってしまうという負の大影響がある。もしスウェーデンで保育園や小学校が封鎖されていたら、死亡者数が顕著に低下していただろうか？　スウェーデンでも日本でも保育園や小学校に通う子供の新型コロナウイルス感染症による死亡はほぼ皆無である。本書では判断は避けるが、保育園や小学校の閉鎖に関しては、反事実の可能世界を検討し、効果と負担の可能性を考慮した合理的な判断が求められる。

4　反事実的条件法による思考(2)——超過死亡

反事実的条件法による思考は政策の実効性を考える上で役立つだけでなく、政策の情報的基礎の理論としても役に立つ。その代表例は「超過死亡」(excess mortality)という概念である。二〇二〇年に新型コロナウイルス感染症が拡大し始めてから毎日、感染が確認された患者の死亡数が報告されたが、新型コロナウイルスに感染していたにもかかわらず検査によって確認されずに死亡した人がいるのではないか、もしそうならば実際の死亡者数は遥かに大きいのではないかという不安を持つ人が少なからず出てきた。このような数字に対する不安感は深刻に捉えるべきである。なぜなら不安感は、感染症対策がうまくいっていると主張するために都合よく感染症の死亡者数を過小報告しているのではないかという不信感につながるかもしれず、そうすれば感染症対策そのものへの信頼や期待もなくなってしまうからである。

そこでマスコミでも取り上げられたのが超過死亡という概念である。新型コロナウイルスへの感染が確認された患者の死亡者数はほぼ毎日更新されるのだが、この超過死亡数は日本では数週間遅れて発表される。超過死亡数とは、死亡者の数が一時的に増加し本来想定される死亡者数が取りうる数を超過した数字である。日本ではインフルエンザの流行規模を推定するために国立感染症研究所が毎年のインフルエンザ流行期の超過死亡数を公表している。

この超過死亡数は反事実的条件法による因果論に基づいている。二〇二〇年の新型コロナウイルス感染症による超過死亡数とは何なのかをごく大雑把に言えば、実際には二〇二〇年に新型コロナウイルス感染症が流行したが、もしこの事実に反して流行しなかった場合に何人の人が亡くなっていただろうかを推定し、実際に二〇二〇年に死亡した人数と推定数との差に注目することである。仮に二〇二〇年に新型コロナウイルス感染症が流行しなかったとしても、季節性インフルエンザや交通事故、殺人などさまざまな理由で多くの人が死亡する。もし例えば二〇二〇年四月や二〇二〇年の第一〇週など、特定の期間に実際に死亡した人の数が同じ期間に本来想定される死亡者数を上回れば超過死亡があることになり、その原因が新型コロナウイルス感染症に帰せられる。「本来想定される死亡者数」をどう算出するかといえば、例えば同期間の過去数年の死亡者から算出することができる。

超過死亡数は原因（新型コロナウイルス感染症）と結果（死亡者数）を結びつける一つの

方法であり、哲学の永久の問題である因果論の一理論に基づいている。その理論とは「反事実的条件法による因果論」[11]（counterfactual theory of causation もしくは causal attribution by counterfactuals）である。つまり反事実の可能世界（新型コロナウイルス感染症が流行しなかった世界）を想像することによって原因をある出来事（新型コロナウイルス感染症の流行）に帰属させるのである。哲学者はこの理論の一般的特徴を知っているので、超過死亡についても注意すべきいくつかの特徴を知っている。広く知られているのが「過剰決定」（overdetermination）である。

極めて単純な例を使って過剰決定を説明しよう。一〇〇〇人の人口の地域に二つの異なった感染症ＡとＢが時期をずらして流行するとしよう。それぞれの感染症によって人口の一〇％が死亡するものと仮定しよう。感染症Ａがまず流行し人口の一〇％が死亡する、つまり一〇〇人が死亡し九〇〇人が生存する。次に感染症Ｂが流行し九〇〇人になった人口の一〇％が死亡する、つまり九〇人が死亡し八一〇人が生存する。つまり二つの感染症が流行すると合計一九〇人が死亡する。

ここから反事実的条件法を用いて感染症ＡとＢそれぞれに帰属させられる死亡者数を考えよう。もし事実に反して感染症Ａが流行しなかったら、感染症Ｂが流行するときには人口は一〇〇〇人のままなので、感染症Ｂによって一〇〇人が死亡し九〇〇人が生存する。

二つの感染症両方が流行していたら一九〇人が死亡していたと想定されるので、反事実的条件法による原因帰属の理論によれば、感染症Aに原因が帰属される死亡者数は一九〇人－一〇〇人＝九〇人である。しかし現実を見てみると感染症Aによって一〇〇人が死亡している。つまり、感染症Aが死亡させる人数は一〇〇人なのに、感染症Aを原因とする死亡者数、つまり感染症Aによる超過死亡は九〇人と推計されるのである。つまり感染症Aを原因とする死亡者数は、感染症Aが死亡させる人数と一致しない。これが過剰決定の一例である。

過剰決定は死亡者数の合計にも現れる。感染症Bを原因とする死亡者数を考えよう。もし事実に反して感染症Bが流行しなかったとしても感染症Aによって一〇〇人が死亡する。二つの感染症両方が流行していたら一九〇人が死亡していたと想定されるので、感染症Bに原因が帰属される死亡者数は九〇人である。感染症AとBそれぞれに原因が帰属される死亡者数が九〇人なので、合計すると九〇人＋九〇人＝一八〇人が感染症AとBを原因とする死亡者数となる。しかし現実を見てみると二つの感染症によって一九〇人が死亡する。つまり感染症AとBそれぞれを原因とする死亡者数の合計は、それら二つの感染症が死亡させる人数と一致しない。これも過剰決定の一例である。

新型コロナウイルス感染症の文脈で、過剰決定がどう現れてくるのだろうか？　新型コロナウイルス感染症は色々な影響をもたらす。まず、多くの人の死を引き起こす。これは明らかに悪い影響である。しかし新型コロナウイルス感染症は感染症対策を引き起こし、感染症対策はさらに良い影響と悪い影響を引き起こす。例えば、手洗いやソーシャル・ディスタンシング、リモートワークの増大などの新型コロナウイルス感染症対策の多くは季節性インフルエンザの対策にも役立つものである。その結果、年間数千人と言われる季節性インフルエンザによる死亡者数が二〇二〇年には例年より少なくなる。この歓迎すべき結果は新型コロナウイルス感染症の流行に起因する。逆に、新型コロナウイルス感染症対策により多くの人が経済的に困窮したり精神的に疲弊したりして自殺者数が増えるかもしれない。この残念な結果もまた新型コロナウイルス感染症の流行に起因する。新型コロナウイルス感染症は良い影響と悪い影響を直接的・間接的に引き起こすのである。

超過死亡はこれらすべての影響をひっくるめた死亡者数を推定している。よって、二〇二〇年九月末時点で確認された新型コロナウイルス感染症による死亡者数は一五〇〇人以上だが、二〇二〇年春の季節性インフルエンザによる死亡者数が例年より顕著に少なければ、新型コロナウイルス感染症に起因する超過死亡はないということになる。この一見するとおかしな事態は過剰決定によって説明される。

こうした過剰決定による違和感から、超過死亡の数値に疑問を持つ人もいるかもしれない。しかし、統計やデータの数値の意味は、何を知りたいかによって決まる。どの統計やデータを見る場合にも、それを通して何を知りたいのかを考える必要がある。もし新型コロナウイルス感染症が何人の人を死亡させたかを知りたいなら、超過死亡に注目するのは間違いである。しかし、新型コロナウイルス感染症を原因とする直接的・間接的影響としての死亡者数を知りたいなら、超過死亡に注目すべきである。毎日報道される「感染が確認された死亡者数」は、実際に新型コロナウイルスに感染して死亡した人数を一〇〇％完全に捕捉はできないだろう。しかしこの感染症のおおよその影響の大きさを知るには重要な数値である。超過死亡もまた新型コロナウイルス感染症の影響の大きさを知るのに重要な数値である。どちらかの数値がより重要だとかより的確だといった問題ではない。重要なのは、統計やデータの目的やもととなっている推論の方法を理解し、過剰決定などの特徴を知っておくことである。現代哲学はその一助になる。

5　数理モデル予測の批判の仕方

新型コロナウイルス感染症対策をめぐる現代哲学による分析をいくつか提示してきたが、最後に感染症に関する数理モデルによる予測について、若干の考察を行いたい。より正確に言えば、数理モデルによる予測を評価する仕方、および批判する仕方について考えたい。とはいえ、特定の数理モデルによる予測を分析するわけではない。数理モデルによる予測全般はどう評価されるべきか、そして批判するならどのように批判すべきなのかを考察し、一つの重要な懸念を指摘するのがここでの目的である。

二〇二〇年四月七日に、日本で緊急事態宣言が発令された。その前後に厚生労働省クラスター対策班が数理モデルによる予測に基づき、新型コロナウイルス感染症の流行拡大を防ぐには人と人との接触を概ね八割削減する必要があるという見解を示し、リモートワークやソーシャル・ディスタンシングを強く推奨した。また、四月一五日にはクラスター対策班に参加する西浦博教授が新型コロナウイルスの感染を防ぐための行動制限を何もとらなかった場合には国内で重篤になる感染者が八五万人に上る、そして中国のデータなどに基づけばそのうち四〇万人以上が死亡するとの試算を公表した。八割の接触削減という極めて具体的な基準を四月の時点で示したのは世界的にも稀である。しかし結果的には、幸いなことに死亡者数は四〇万にはほど遠い数に抑え込むことができた。

緊急事態宣言が発令されていた期間には、ほぼすべての人がいろいろな意味で辛い生活を余儀なくされた。その憤りを誰かにぶつけたくなるのはもっともだが、その一部がクラスター対策班の数理モデル予測、特に班を代表して全面に出ていた西浦教授個人に向けられたように見える。蓋を開けてみれば死亡者数が四〇万人どころか約一五六四人（二〇二〇年九月末時点）で済んだし、死亡者数が世界最大の米国でさえ四〇万人には遥かに及ばない（二〇二〇年九月末時点で約二一万人）。このことから、数理モデル予測は当てにならないとか、「八割おじさん」が極端な行動変容の必要性を強調したために多くの人が必要以上につらい経験を長期間強いられたとか、憤りに近い不満を持つ人がいるのは確かだろう。

しかし、数理モデル予測に対するほとんどの批判は、数理モデル予測に期待されている役割や数理モデル予測の批判の仕方についての誤解に基づいている。まず指摘しておくべきことは、クラスター対策班の試算は「もし行動制限を何もとらなかった場合に」死亡者数が四〇万人になると予測したのであって、行動制限をとった場合に死亡者数が四〇万人になるとは言っていないことである。実際には（八〇％削減したかどうかはわからないが）かなりの行動制限がとられた。もし事実に反して行動制限を何もとらなかったら、何人が新型コロナウイルス感染症で死亡しただろうか？　四〇万人以上だったかもしれないし、四〇万人に遥かに及ばなかったかもしれない。この問いに答えられるのは数理モデルに関してある程度の知識と経験を持った人たちだけである。

現実の帰結を基準に理論疫学における数理モデル予測全般、または数理モデルそのものを批判するのは適当ではない。理論疫学の数理モデル予測は、「当たるも八卦、当たらぬも八卦」というものでもないし、競馬の予想屋とも違う。数理モデル予測を批判的に評価できるのは二つの場合である。第一に、事実に反して行動制限を何もとらなかった場合の死亡者数が四〇万からかけ離れていた場合である。この場合、予測のもとになったモデルやデータのどこかに問題があったことになる。第二に、実際に行動制限をとったにもかかわらず、死亡者数が四〇万人になった場合である。この場合にも予測のもとになったモデルやデータのどこかに問題があったことになる。これら二つの場合以外で、実際の死亡者数をもとに数理モデル予測を批判するのは的はずれであるばかりでなく、数理モデル予測そのものへの不信感を増大するという観点からも有害である。

もちろん二〇二〇年三月・四月の時点では新型コロナウイルス感染症について科学的知見が蓄積されていなかったため、現在から振り返ればクラスター対策班の四月の試算が的確なモデルやデータに基づいていたとは言えない。例えば、行動制限をとらなかった場合の死傷者数の試算は、重篤患者の四九%が死亡したとする中国のデータなどに基づいていた。おそらく日本での重篤者の死亡率は二〇二〇年四月の時点でもそれほど高くはなかっただろう。しかしこれも今となって言えることにすぎない。

ここで、本章の冒頭で触れた問いに戻ることにしよう。季節性インフルエンザや子宮頸がんなどで多くの人が毎年死亡するが、二〇二〇年九月末までに約一五〇〇人しか死亡者を出していない新型コロナウイルス感染症に、なぜこれまでにない行動制限などの対応をとらなければならなかったのか？　この問いへの答えはもう明らかであろう。現在から振り返れば、死亡者数は恐れられていたほど大きくはならなかった。しかし、もし事実に反して何も対策をとらなかったなら、遥かに大きな死亡者が出ると予測されていたからである。

結　語

本書では新型インフルエンザおよび新型コロナウイルス感染症への対応策に関する倫理学・哲学からの分析を提示してきたが、最後に哲学的ではない三つの私見を記しておきたい。

第一に、もしかすると新型コロナウイルス感染症をめぐる日本政府の対応を本書が擁護しているという印象を与えるかもしれないが、私自身は日本政府の対応を評価していないということである。例えば第五章で、ＰＣＲテストの大規模全員検査は条件付き確率に基づく合理性の観点からも倫理的観点からも正当化できないと論じたが、これは、日本政府の対応を私が擁護しているということではない。ＰＣＲ検査体制の早急な拡充が必要だとパンデミック当初から叫ばれていたにもかかわらず、感染者の家族や濃厚接触者が迅速にＰＣＲ検査を受けられるまでに検査のキャパシティーが拡大されなかったことについて、私は強く批判したい。また、一人につき一〇万円を金持ちにも給付するバラマキとも見える政策の一方で、低所得者や貧困層への経済的支援は明らかに不十分だった点も、分配的正義の観点から強く批判したい。日本内外で嘲笑されたいわゆる「アベノマスク」配布、日本で死者数が少なかったのは「民度のレベル」が一因だと発言した大臣、これらに至っては強く批判したいのを通り越して、日本の指導者の体たらくに唖然とするしかなかった。

第二に、新型コロナウイルス感染症対策専門家会議、そして後の新型コロナウイルス感染症対策分科会の役割について述べておきたい。これらの助言グループのメンバーは知識も経験も日本ではトップレベルの専門家であり、各メンバーの見識には十二分の信頼を置くことができる。しかし、感染症対策において政府の専門家グループの最適な役割を判断するのは難しい。というのは、感染症対策は、医学的・疫学的観点だけでなく、経済的観点や法的観点、そして倫理的観点など、さまざまな観点を踏まえた上での総合的な判断によって行われるべきものだからである。例えば、ある具体的な対策が感染拡大抑制の疫学的観点からは望ましいが、その対策から発生する経済的損失の大きさを考えると、総合的にはその対策をとらないというケースがある。

私の考えによれば、政府の専門家グループについては二つのタイプがある。「領域助言型」と「総合判断型」である。領域助言型の専門家グループは、政策の対象になっている事象についての専門家だけで構成され、経済などのその他の領域の観点を助言のレベルではいったん排除する。新型コロナウイルス感染症のケースで言えば、公衆衛生の専門家だけで構成され、経済的損失などをとりあえず考えずに公衆衛生上の提言を行う専門家グループである。これに対し、総合判断型の専門家グループは、政策の対象になっている事象の専門家だけでなく、政策を判断する上で関連する他の領域の専門家を加えて総合的な観点から政策を提言する専門家グループである。新型コロナウイルス感染症のケースで言えば、公衆衛生の専門家だけでなく、経済学者や政治学者、経営者団体や労働組合の代表者などによって構成され、すべての観点を踏まえた上で政策に関する総合的な判断を提言することになる。これら二つの形態は概念上の形態であって、実際には明確に分類できるものではない。特に公衆衛生の領域それ自体に医療経済学、行動経済学、医療政策、医療法学、医療社会学、医療倫理学などさまざまな分野が存在する。しかし、二つの形態の間で決定的に違うのは、総合的な政策判断をするかしないかである。

日本における新型コロナウイルス感染症対策の専門家グループは領域助言型であるべきだ、と私自身は考えている。感染症対策を考える際に人々がまず知りたいのは、感染拡大を抑制するにはどのような制限や措置が必要なのかである。その上で経済的・社会的・心理的な影響と天秤にかけ、感染拡大抑制のための制限や措置を受け入れる覚悟があるかを決めることができる。感染学的な観点からの感染拡大に必要な具体的な措置と、経済的・社会的・心理的な影響とをはっきりと分けて考えることで、どこで按配をとるかという政治的な判断がわかりやすくなる。大雑把に言えば、科学の知見と政治的判断をそれぞれ明確にすることができるのである。

これに対し、総合判断型における専門家の提言は、政治的判断との区別が相対的に難しい。政治家が都合のいいように専門家グループのメンバーを選ぶことで、政治家たちが進めたい政策が提言されるように専門家グループの議論を設定・誘導し、「専門家がそう言ったから」と専門家を（専門家の意図とは別に）利用しかねない。このような状況は科学の独立性の観点からも政治責任の明確化の観点からも望ましくない。スウェーデンのように公衆衛生庁の専門家が政治から完全に独立し、政治家は専門家の助言に従う以外の選択肢がないなら、総合判断型でも一向に差し支えない。しかし少なくとも日本では領域助言型が望ましいと私自身は考えている。

第三に、保健所という公衆衛生インフラストラクチャーが果たす役割の重要性を強調したい。新型コロナウイルス感染症のパンデミックでは地域の保健所がＰＣＲ検査の窓口になったが、多数の感染者が出た地域ではすべてのニーズに応えられない保健所もあった。そのため不満や批判が激しい口調で保健所に向けられることもあった。しかし保健所のような総合的な公衆衛生業務を地域で行う制度が存在するのは世界でも稀である。保健所という制度がなければ、感染症対策の実務に関する知識と経験を蓄積した職員は各地域に存在していなかっただろうし、「クラスター潰し」や「濃厚接触者追跡」もできずに重症者数と死者数はもっと大きくなっていただろう。医療従事者以外にも医療従事者と同じくらい重要な役割を果たした人たちがいる。高齢者施設の介護士やここで述べた保健所の職員である。医療従事者の献身的な働きに感謝と称賛を惜しまないのは当然だが、保健所や高齢者施設など私たちの健康と生活を守ってくれる社会的インフラストラクチャーが果たす役割の重要性を指摘するとともに、そこで働く職員の尽力にも感謝と称賛を送りたい。

この結語を書いている時点（二〇二〇年一〇月末）でも、新型コロナウイルス感染症のワクチンが生産され始めてもいなければ、パンデミックが収束する気配も見せてはいない。また、このコロナ禍が収束したとしても、新型のインフルエンザやコロナウイルス感染症は将来必ず繰り返しやってくる。恐怖感と不安感から不適切な対応策や政策がとられないようにするためにも、論理的に考える哲学の観点は重要な役割を果たすことが可能である。

本書で私が提示した議論や主張を、そのまま受け入れてほしいと思っているわけではない。むしろ、読者には私の議論や主張のどこを受け入れることができないのか、受け入れられないのは倫理学的な理由からなのか、それとも経済的あるいは心理的な理由からなのか、掘り下げて考えてもらいたいと思っている。さらには、論理的に考えるならばもっと強い主張をしなければならなかったのではないかなど、ここからより広い活発な議論が始まることを切望している。

索　引

ア　行

カ　行

サ　行

タ　行

ハ　行

マ・ラ・ワ行

アルファベット

注

はしがき

(1) Bognar, G. and Hirose, I. 2014. *The Ethics of Health Care Rationing*. Routledge（グレッグ・ボグナー、イワオ・ヒロセ『誰の健康が優先されるのか——医療資源の倫理学』児玉聡監訳、岩波書店、2007 年）。

(2) World Health Organization. 2008. *Addressing Ethical Issues in Pandemic Influenza Planning*. https://www.who.int/ethics/publications/who_hse_epr_gip_2008_2/en/（2020 年 9 月 30 日確認）。またこのワーキングペーパーの要旨は後に次の文書として公表された。WHO. 2007. *Ethical Considerations in Developing A Public Health Response to Pandemic Influenza*. https://www.google.com/url?sa=t&rct=j&q=&esrc=s&source=web&cd=&ved=2ahUKEwimhpn1z7HsAhVQ7WEKHXmHB9gQFjABegQIBBAC&url=https%3A%2F%2Fwww.who.int%2Fcsr%2Fresources%2Fpublications%2FWHO_CDS_EPR_GIP_2007_2c.pdf&usg=AOvVaw23xC1zPZG6pjEu-u4g3lg9（2020 年 9 月 30 日確認）。

第一章

(1) 医療資源の選択的分配の倫理的必要性については以下を参照。Bognar, G. and Hirose, I. 2014. *The Ethics of Health Care Ration-*

ing. Routledge（グレッグ・ボグナー、イワオ・ヒロセ『誰の健康が優先されるのか――医療資源の倫理学』児玉聡監訳、岩波書店、2007 年）; Daniels, N. and Sabin, J. E. 2008. *Setting Limits Fairly: Learning to Share Resources for Health*. Oxford University Press; Sreenivasan, G. 2012. "Why Justice Requires Rationing in Health Care," in Rhodes, R., Battin, M., and Silvers, A. (eds.) *Medicine and Social Justice, 2nd ed*. Oxford University Press: pp. 143-53.

(2) Harris, J. 1975. "The Survival Lottery," *Philosophy*, 50: pp. 81-7.

(3) Kamm, F. M. 1998. *Morality, Mortality Volume I: Death and Whom to Save From It*. Oxford University Press, ch. 8.

(4) Taurek, J. M. 1977. "Should the Numbers Count?" *Philosophy and Public Affairs*, 6: pp. 293-316; Rakowski, E. 1991. *Equal Justice*. Oxford University Press.

(5) Hirose, I. 2015. *Moral Aggregation*. Oxford University Press.

(6) Scanlon, T. M. 1982. "Contractualism and Utilitarianism," in Sen, A. and Williams, B. (eds.), *Utilitarianism and Beyond*. Cambridge University Press: pp. 103-28（T・M・スキャンロン「契約主義と功利主義」アマルティア・セン、バーナード・ウィリアムズ編著『功利主義をのりこえて――経済学と哲学の倫理』後藤玲子監訳、ミネルヴァ書房、2019 年、所収）; Scanlon, T. M. 1998. *What We Owe to Each Other*. Belknap Press.

(7) 例えば以下の文献を参照。Hooker, B. 2003. "Scanlon's Contractualism, the Spare Wheel Objection, and Aggregation," in Matravers, M. (ed.), *Scanlon and Contractualism*. Frank Cass: pp. 53-76; McNaughton, D. and Rawling, P. 2003. "Can Scanlon Avoid Redundancy by Passing the Buck?" *Analysis*, 63: pp. 328-31.

(8) Hirose *op. cit.*

第二章

(1) Rawls, J. 1971. *A Theory of Justice*. Belknap Press（ジョン・ロールズ『正義論』川本隆史・福間聡・神島裕子訳、紀伊國屋書店、2010 年）。

(2) Broome, J. 1990-91. “Fairness,” *Proceedings of the Aristotelian Society*, 91: pp. 87-102.

(3) しかし本節で見ていくように、生存年数最大化が倫理的に何を含意しているかがはっきりわかると、Bを救命することが正しいという直観を表明する人がやや減り、二つの異なる直観は拮抗するようになる。

(4) 2020 年の新型コロナウイルス感染症パンデミックの文脈で、生存年数最大化を明確に打ち出した医療資源分配の倫理指針として次の文献を参照せよ。Emanuel, E. J. *et al*. “Fair Allocation of Scarce Medical Resources in the Time of Covid-19,” *New England Journal of Medicine*, 382: pp. 2049-55.

(5) 喪失説は古くはエピキュロスにまで遡れるが、最近の文献として次を参照。Bradley, B. 2009. *Well-Being and Death*. Oxford University Press; Feldman, F. 1992. *Confrontations with the Reaper: A Philosophical Study of the Nature and Value of Death*. Oxford University Press; McMahan, J. 2002. *The Ethics of Killing: Problems at the Margins of Life*. Oxford University Press; Nagel, T. 1979. *Mortal Questions*. Cambridge University Press（トマス・ネーゲル『コウモリであるとはどのようなことか』永井均訳、勁草書房、2003 年（抄訳））。

(6) もちろんこの前提を否定する哲学者は存在した。最も有名なのは、精神は肉体（具体的には脳）とは別に存在すると考えたデカルトである。死の悪さの性質についての諸説については次を参照。Johansson, J. 2012. “The Timing Problem,” Bradley, B., Feldman,

F., and Johansson, J. (eds.) *Oxford Handbook of Philosophy of Death*. Oxford University Press: pp. 255-73.

⑺ Harris, J. 1985. *The Value of Life: An Introduction to Medical Ethics*. Routledge; Williams, A. 1997. "Intergenerational Equity: An Exploration of the 'Fair Innings' Argument," *Health Economics*, 6: pp. 117-32.

⑻ Daniels, N. 2007. *Just Health: Meeting Health Needs Fairly*. Cambridge University Press.

⑼ Bognar, G. 2015. "Fair Innings," *Bioethics*, 29: pp. 251-61; Harris, *op. cit.*

⑽ 例えば、医療政策の情報的基礎として国際的に広く使われている質調整生存年数（quality-adjusted life year, ＱＡＬＹ）や障害調整生命年（disability-adjusted life year, ＤＡＬＹ）は生存年数最大化に基づいている。

⑾ Daniels, N. and Sabin, J. E. 2008. *Setting Limits Fairly: Learning to Share Resources for Health*. Oxford University Press ; World Health Organization. 2008. *Addressing Ethical Issues in Pandemic Influenza Planning*. https://www.who.int/ethics/publications/who_hse_epr_gip_2008_2/en/ (2020年9月30日確認)。

第三章

⑴ World Health Organization. 2008. *Addressing Ethical Issues in Pandemic Influenza Planning*. https://www.who.int/ethics/publications/who_hse_epr_gip_2008_2/en/ (2020年9月30日確認)。

⑵ この点はＷＨＯの倫理指針に限らずほぼすべてのＷＨＯ指針と推奨にも当てはまる。例えば2020年の新型コロナウイルス感染症のパンデミック初期にＷＨＯはＰＣＲ検査をできるだけ広く実施し感染者を隔離することを推奨し、その推奨は「test, test, test」（つま

り「ＰＣＲ検査をひたすらやり続けなさい」）などと呼ばれた。第五章で分析するように、いわゆる「クラスター潰し」や「濃厚接触者追跡」を実施する知識と経験を備えた保健所というインフラストラクチャーが存在する日本では、この推奨は効果的でもなければ倫理的にも問題がある。だからといってＷＨＯの専門家による推奨が無意味だということにはならないし、そう言う人はＷＨＯの推奨の役割と目的を理解していないと思われる。

(3) Lew TWK *et al.* 2003. "Acute Respiratory Distress Syndrome in Critically Ill Patients with Severe Acute Respiratory Syndrome," *Journal of the American Medical Association*, 290: pp. 374-80.

(4) Christian, M. D. *et al.* 2006. "Development of a Triage Protocol for Critical Care During an Influenza Pandemic," *Canadian Medical Association Journal*, 2006, 175: pp. 1377-81.

(5) もし実際に人工呼吸器がＢに装着されると、当然Ａは不平不満を持つだろう。そしてメディアはＡの不平不満を報道するだろう。このような状況は希少医療資源の分配では避けられない。医療資源分配の意思決定ルールを事前に策定し、入院時に患者と患者の家族に周知することによって、人工呼吸器の分配に関する意思決定が恣意的もしくは場当たり的に行われたのではなく、倫理的に正当化される原則に基づいて行われたということを理解してもらえるよう努めることが重要である。

(6) 積極的な提言を行うことがほとんどない日本の医療倫理学の学界にあって、2020 年新型コロナウイルス感染症パンデミックの早い段階で、生命・医療倫理研究会が人工呼吸器の再分配を含むかなり踏み込んだ提言を行った（生命・医療倫理研究会 2020,『COVID-19 の感染爆発時における人工呼吸器の配分を判断するプロセスについての提言』http://square.umin.ac.jp/biomedicalethics/activities/ventilator_allocation.html（2020 年 9 月 30 日確認））。

(7) 作為と不作為の倫理的関係に関する研究は膨大だが、作為と不作為に倫理的な違いがないという文献として次を参照。Rachels, J. 1975. "Active and Passive Euthanasia," *New England Journal of Medicine*, 292: pp. 78-86; Tooley, M. 1972. "Abortion and Infanticide," *Philosophy and Public Affairs*, 2: pp. 37-65. 作為と不作為には倫理的に違いがあるという文献として次を参照。Frowe, H. 2010. "Killing John to Save Mary: A Defense of the Moral Distinction between Killing and Letting Die," in Campbell, J., O'Rourke, M., and Silverstein, H. (eds.) *Action, Ethics, and Responsibility*. MIT Press: pp. 47-66; Kamm, F. M. 2007. *Intricate Ethics*. Oxford University Press.

(8) 議論の出発点として以下を参照。Emanuel, E. and Wertheimer, A. 2006. "Who Should Get Influenza Vaccine When Not All Can?" *Science*, 313: pp. 854-5.

(9) Moscona, A. 2005. "Neuraminidase Inhibitors for Influenza," *New England Journal of Medicine*, 353: pp. 1363-73; Hayden, F. and Aoki, F. 2002. "Influenza Neuraminidase Inhibitors (Oseltamivir and Zanamivir)," in Yu, E. (ed.) *Antimicrobial Therapy and Vaccines, 2nd ed. Volume II*. Apple Tree Productions: pp. 773-89.

(10) Lee, V. *et al*. 2006. "Economics of Neuraminidase Inhibitor Stockpiling for Pandemic Influenza," *Emerging Infectious Diseases*, 12: pp. 95-102.

(11) この点に関しては膨大な文献が蓄積されている。富裕な国の人々の倫理的義務について、影響力のある文献の例として次を参照。Singer, P. 1972. "Famine, Affluence and Morality," *Philosophy and Public Affairs*, 1: pp. 229-43（ピーター・シンガー『飢えと豊かさと道徳』児玉聡監訳、勁草書房、2018年所収）; O'Neill, O. 1987. "Rights, Obligations and World Hunger," in Jimenes, F. (ed.).

Poverty and Social Justice: Critical Perspectives: A Pilgrimage Toward Our Own Humanity. Bilingual Press: pp. 86-100. また世界規模の正義について影響力のある文献の例として次を参照。Pogge, T. 2008. *World Poverty and Human Rights, 2nd Ed.* Polity Press（トマス・ポッゲ『なぜ遠くの貧しい人への義務があるのか――世界的貧困と人権』立岩真也監訳、生活書院、2010年）; Beitz, C. and Goodin, R. 2009. *Global Basic Rights*. Oxford University Press; Risse, M. 2012. *On Global Justice*. Princeton University Press.

第四章

(1) World Health Organization. 2008. *Addressing Ethical Issues in Pandemic Influenza Planning*. https://www.who.int/ethics/publications/who_hse_epr_gip_2008_2/en/（2020年9月30日確認）。

(2) 例えば以下の文献を参照。Finnis, J., 1980. *Natural Law and Natural Right*. Oxford: Clarendon Press; Steiner, H, 1994. *An Essay on Rights*. Blackwell; Thomson, J. 1990. *The Realm of Rights*. Harvard University Press.

(3) J・S・ミル『世界の名著38　ベンサム／ミル』早坂忠訳、中央公論社、1967年、224頁。

(4) WHO. *op. cit.* pp. 39-41.

第五章

(1) 厚生労働省『新型コロナウイルス感染症の現在の状況と厚生労働省の対応について（令和二年九月三〇日版）』。https://www.mhlw.go.jp/stf/newpage_13863.html（2020年9月30日確認）。

(2) 厚生労働省平成三〇年（二〇一八）人口動態統計（報告書）「Ⅱ人口動態調査結果の概要」。https://www.mhlw.go.jp/toukei/saikin/hw/jinkou/houkoku18/dl/02.pdf（2020年9月30日確認）。

(3)　国立がん研究センターがん情報サービス「がん登録・統計」(人口動態統計)、「全国がん死亡データ(一九五八年～二〇一八年)」。https://ganjoho.jp/reg_stat/statistics/dl/index.html (2020年9月30日確認)。

(4)　森永卓郎「東京23区封鎖と全員PCR検査を」『毎日新聞』2020年7月16日。https://mainichi.jp/premier/politics/articles/20200715/pol/00m/010/004000c (2020年9月30日確認)。

(5)　Watson, J., Whiting, P. F. and Brush, J. E. 2020. "Interpreting a Covid-19 Test Result," *British Medical Journal*, 369m1808; Woloshin, S. et al. 2020. "False Negative Tests for SARS-CoV-2 Infection――Challenges and Implications," *New England Journal of Medicine*, 383: e38.

(6)　ここで「期待される」とは条件づき確率論における技術的な表現であり、「予測される」とほぼ同義と考えてもよい。

(7)　Kyburg, H. E. 1961. *Probability and the Logic of Rational Belief*. Wesleyan University Press.

(8)　例えば次の文献を参照。Bennett, J. 2003. *A Philosophical Guide to Conditionals*. Oxford University Press; Williamson, T. 2020. *Suppose and Tell: The Semantics and Heuristics of Conditionals*, Oxford University Press.

(9)　Agnar, E. and Arrhenius, G. 2020. "The Swedish Exception?" *Behavioural Public Policy Blog*. https://bppblog.com/2020/04/23/the-swedish-exception/ (2020年9月30日確認)。

(10)　Matz Dahlberg, Per-Anders Edin, Erik Grönqvist, Johan Lyhagen, John Östh, Alexey Siretskiy, Marina Toger, (2020). "Effects of the COVID-19 Pandemic on Population Mobility under Mild Policies: Causal Evidence from Sweden" Mimeo, Uppsala University.

(11) Lewis, D. 1973. "Causation," *Journal of Philosophy*, 70: pp. 556-67; Noordhof, P. 2020. *A Variety of Causes*. Oxford University Press.

著者略歴

セント・アンドリュース大学（イギリス）にて博士号（Ph.D）を取得．現在，マギル大学（カナダ）哲学部カナダ特別教授．著書に *Egalitarianism*（Routledge, 2015）〔齊藤拓訳『平等主義の哲学』勁草書房, 2016年〕，*The Ethics of Health Care Rationing: An Introduction*（共著，Routledge, 2014）〔児玉聡監訳『誰の健康が優先されるのか』岩波書店，2017年〕ほか，編・監訳書に『平等主義基本論文集』（勁草書房，2018年）．

パンデミックの倫理学
緊急時対応の倫理原則と新型コロナウイルス感染症

2021年1月10日　第1版第1刷発行
2022年2月20日　第1版第3刷発行

著 者　広《ひろ》　瀬《せ》　　巌《いわお》

発行者　井　村　寿　人

発行所　株式会社　勁《けい》　草《そう》　書　房

112-0005 東京都文京区水道2-1-1　振替 00150-2-175253
（編集）電話 03-3815-5277／FAX 03-3814-6968
（営業）電話 03-3814-6861／FAX 03-3814-6854
堀内印刷所・松岳社

ISBN978-4-326-15470-8　Printed in Japan

広瀬巌	平等主義の哲学 ロールズから健康の分配まで	齊藤拓訳	三〇八〇円
広瀬巌編・監訳	平等主義基本論文集	石田・米村他訳	三五二〇円
赤林朗・児玉聡編	入門・医療倫理Ⅲ 公衆衛生倫理	A5判	三五二〇円
赤林朗・児玉聡編	入門・倫理学	A5判	三五二〇円
児玉聡	実践・倫理学 現代の問題を考えるために	四六判	二七五〇円
P・シンガー	飢えと豊かさと道徳	児玉聡監訳	二〇九〇円
P・シンガー	あなたが救える命 世界の貧困を終わらせるために今すぐできること	児玉・石川訳	二七五〇円
宇佐美誠編著	気候正義 地球温暖化に立ち向かう規範理論	A5判	三五二〇円

＊表示価格は二〇二一年二月現在。消費税10％が含まれております。